AF603417

DOCTOR HELVETIUS

> La prospérité d'une nation ne dépend pas du nombre de ses enfants, mais de leurs qualités physiques et morales.
> *Vigor et virtus, non imbecilis moles.*

Sécurité complète en Amour

BIBLIOTHÈQUE NATIONALE
R.F.
IMPRIMÉS.

IMPUISSANCE ET STÉRILITÉ VAINCUES

> … Préservez-moi, préservez ceux que j'aime
> Frères, parents, amis et mes ennemis mêmes
> Dans le mal triomphants
> De jamais voir, jamais, l'été sans fleurs vermeilles
> La cage sans oiseaux, la ruche sans abeilles
> La maison sans enfants.
>
> V. HUGO.

PARIS
ANCIENNE MAISON CONSTANT CHOLLET
FRANCISQUE MONTEL, Éditeur, Successeur
17 *bis*, RUE LA FERRIÈRE, 17 *bis*

1897

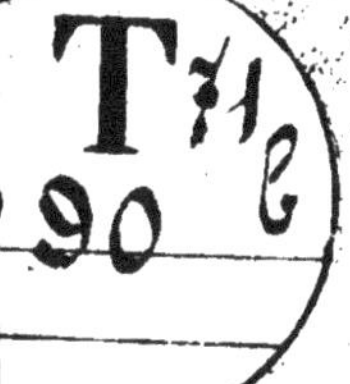
T71c 90

SÉCURITÉ COMPLÈTE EN AMOUR

Te 71
190

SÉCURITÉ COMPLÈTE EN AMOUR

AVANT-PROPOS

BUT PHILANTHROPIQUE ET PATRIOTIQUE DE L'OUVRAGE

Les idées nouvelles, malgré l'excellence de leur but, ont rencontré de tous temps des adversaires impitoyables.

Ceux-ci, par intérêt, ceux-là, par des scrupules primesautiers et dénués de fondement, ont cherché à s'opposer à la naissance de théories qui gênaient des visées ambitieuses ou blessaient des convictions héréditaires.

Parmi ces acharnés à combattre toute innovation, combien en est-il de sincères, de réellement convaincus de la justesse, de l'opportunité de leurs efforts? Quelques inconscients peut-être, quelques hallucinés par une éducation passive. Mais la majorité, non-seulement est forcée de reconnaître la nécessité de ces idées nouvelles, mais encore, en dépit même de ses protestations à outrance, les met en pratique en se cachant d'autrui, en n'osant même pas se l'avouer à eux-mêmes.

Les idées émises dans *Sécurité complète en Amour*, par leur nature et par leur portée, ont effarouché déjà pas mal de ces personnages. Il s'est élevé contre elles une campagne acharnée dont un des principaux épisodes a eu, ces temps derniers, son dénouement au Sénat, dénouement assez vague, extrêmement plaisant, mais qui n'en a pas moins fait le sujet d'une véritable interpellation.

Songez donc, envoyer par voie de poste des prospectus, annonçant un ouvrage de ce genre, à des pères de famille ou à des chefs d'établissement quelconque, « quel crime abominable !! » Rien que ce simple fait était digne « d'être jugé un cas pendable » assurément ! On « le fit bien voir » à M. Montel (l'éditeur de ce livre), qui, par deux fois, fut condamné à des dommages et intérêts, par la première chambre du tribunal civil de la Seine, en dates des 24 février et 3 mars derniers.

En la circonstance, le dommage ne fut pas causé, puisque le prospectus envoyé par M. Montel parvint aux pères de famille eux-mêmes. Mais il aurait pu être causé ! Voilà le motif de la condamnation !!

Je comprends qu'il y ait eu quelque inconvénient à ce que le prospectus soit tombé entre les mains de jeunes enfants. Et dans ce cas, est-ce que le père de famille ne devait pas prendre la plus large part de la faute commise? Est-ce que dans une maison bien dirigée, le soin de la correspondance doit être remis aux mains des enfants?

Au surplus, je dois l'avouer franchement, au risque de blesser les convictions profondément et sincèrement ancrées dans l'âme de mes lecteurs, je ne suis pas partisan de cacher au jeune garçon, pas plus qu'à la jeune fille, parvenus à l'âge de puberté, les secrets et les mystères de la nature et de la génération.

Entretenir une jeune fille, jusqu'au soir de son mariage dans cette fabuleuse illusion que les enfants se trouvent sous une feuille de chou, me paraît avoir souvent des conséquences désastreuses et pour le futur ménage, et surtout pour la dignité et l'honneur de la famille.

Connaître le mal pour l'éviter, voilà une théorie qui ne me semble pas dépourvue de tout bon sens et de toute raison. L'ignorance est bien souvent la source du mal.

Je ne prétends pas que cet enseignement, auquel je fais allusion doive être donné directement ou par le père ou par la mère de famille. Mais puisque ceux-ci tolèrent le plus souvent à leurs enfants la lecture de certains romans qui, par leurs descriptions suggestives et pleines de réticences, en disent beaucoup plus à des imaginations jeunes que si elles étaient claires et précises, je ne vois pas pourquoi l'on ne tolèrerait pas à ces mêmes enfants la lecture de livres leur dévoilant la vérité naturelle dans toute sa nudité et sa simplicité.

Ce système d'éducation empêcherait peut-être la venue au monde de bien des bâtards destinés à grossir un jour l'armée des miséreux et des criminels.

C'est un des résultats auxquels je voudrais pouvoir arriver en faisant connaître au public ce modeste opuscule. C'est là un des buts philanthropiques de mon ouvrage.

Loin de moi la pensée de vouloir prêcher l'extinction de la race humaine, en préconisant les moyens de limiter à son gré le nombre de ses enfants. Mais une question sociale importante s'impose.

Il ne s'agit pas simplement de procréer une nombreuse famille : il faut encore pouvoir l'élever. Or, comme je le démontrerai dans la suite, il est de toute nécessité d'établir une proportion entre l'accroissement de sa famille et l'étendue de ses ressources. C'est là une affaire d'humanité pure.

Enfin, il est des cas, où la conception est un crime. Peut-on, en conscience, l'autoriser, par exemple, lorsque les parents sont par avance certains de mettre au monde des êtres débiles, chétifs, malingres, dans les veines de qui sont infusés les germes de maladies honteuses et héréditaires ?

Doit-on la permettre davantage si le nouveau-né doit fatalement causer la mort de la mère ?

Le chauvinisme s'élève contre le malthusianisme, prétendant que cette dernière cherche à diminuer le nombre de bras qui défendent la patrie.

Ce raisonnement pèche par la base. La force d'une

nation ne dépend pas du nombre, mais de la qualité. Faites des enfants robustes et sains: rien de mieux. Si vous mettez au monde des rejetons anémiés et maladifs, vous paralysez, au contraire, les forces de la Nation, en obligeant les vigoureux à jouer le rôle de garde-malades.

Voilà pourquoi j'estime faire œuvre de patriotisme en donnant aux parents malades les moyens d'éviter des naissances, préjudiciables à leurs intérêts, parce qu'ils sont obligés de faire de lourds sacrifices pour élever physiquement leurs enfants, préjudiciables aussi à la Nation, car ces enfants contribuent à former la classe des inutiles, et par conséquent des parasites.

Assurer dans la famille la tranquillité et l'aisance, donner à la Nation les moyens de n'avoir que des bras vigoureux et utiles qui la défendent, telles sont les prétentions de ce livre. En le présentant au public, j'ai la conscience d'avoir fait mon devoir de philanthrope et de patriote.

DOCTOR HELVÉTIUS.

PREMIÈRE PARTIE

SOMMAIRE

I. — Du Malthusianisme.
II. — Rôle militant du malthusianisme. — Ses arguments.
III. — Les batailles de la vie.
IV. — Nécessité d'une limite dans l'accroissement de la population. — *La nature, l'histoire, le progrès et ses lois, la Société et ses Institutions* semblent d'accord pour justifier cette théorie.
V. — Arguments fournis par la nature.
VI. — Arguments fournis par l'Histoire.
VII. — Le progrès et ses lois.
VIII. — La Société et ses Institutions.
IX. — Conclusion.

I. — **Du Malthusianisme**

Les idées qui viennent d'être brièvement exposées dans notre préface, ont été pour la première fois esquissées dans un livre paru en 1798, et qui a pour titre : *Essai sur les Principes de la Population.*

L'auteur de ce livre, Malthus, donna son nom à la théorie qu'il préconise toute sa vie et que ses admirateurs défendirent après sa mort.

D'après l'opinion erronée que ses adversaires se sont fait de ses idées, on serait tenté de considérer Malthus comme un célibataire endurci ou pour un rentier égoïste et avare se privant d'héritiers pour ne pas avoir à partager sa fortune.

Or, Malthus, comme nous le faisons d'ailleurs, a été loin d'enseigner, en théorie, comme en pratique, la stérilité absolue, sa vie a été celle d'un excellent père de famille. Né en 1766, dans une petite ville du comté de Surrey, il se destina au pastorat. Il se maria en 1805 et eût une fille et un garçon. Cette progéniture était celle qu'il pouvait avoir d'après ses ressources. D'ailleurs ses nombreux voyages, en Russie, en Danemarck, en Suède en Allemagne et, dans les différents pays de l'Europe où la population est en général la plus dense et partant, où la misère est la plus grande, dénotent parfaitement que toutes les réflexions qu'il a pu faire lui ont été suggérées par ses études personnelles et par son expérience d'observation.

Le but principal du malthusianisme est de diminuer les souffrances et les besoins de l'humanité.

Il y a une disproportion énorme entre l'accroissement de la population et l'accroissement des moyens d'existence.

L'augmentation de la population se fait selon une proportion géométrique (1, 2, 4, 8, 16, 32, 64, etc.) L'accroissement des moyens d'existence suit une progression arithmétique (1, 2, 3, 4, 5, 6, 7, 8, 9).

S'il n'y avait pas de procédés qui puissent rétablir

l'équilibre entre ces deux proportions, la famine, dans quelque cent ans, serait inévitable et universelle : ces procédés sont fournis par les guerres, les épidémies, les souffrances causées par la lutte pour la vie, les privations de toutes sortes, etc., etc.

Et, en dépit de ces moyens, la misère subsiste encore Quelle autre ressource utile de la prévenir? sinon de diminuer le nombre des miséreux?

Malthus, entraîné par l'ardeur de ses convictions a certainement exagéré quelques-unes de ses théories. C'est d'ailleurs une conséquence que l'on peut souvent constater. Celui que veut imposer une idée nouvelle, en voulant frapper trop fort, ne frappe pas toujours juste.

Nous ne sommes pas de son avis, par exemple, en appelant sur la race humaine toutes les calamités qui peuvent en diminuer le nombre, en refusant aux classes pauvres le bonheur d'avoir des enfants.

Nous enseignons, au contraire, le moyen d'en avoir à ceux qui n'en ont pas et qui en désirent.

Mais nous estimons qu'il y a lieu d'indiquer les causes générales de la gène, de la misère, du déshonneur et du crime, en un mot, de la plupart des calamités qui sévissent sur le genre humain.

Connaître le mal pour l'éviter, a encore ici son application. Indiquer, c'est souvent remédier.

Là commence le rôle du malthusianisme.

II. — Rôle militant du Malthusianisme. — Ses arguments.

Désirant propager par tous les moyens possibles toutes les idées de Malthus qui peuvent être mises en pratique, les partisans et les disciples de cet économiste ont formé une ligue, ligue aujourd'hui puissante et nombreuse, patronnée par des hommes d'Etats influents en Angleterre, par des ministres plénipotentiaires de Belgique et de Hollande et même par un souverain d'Europe intelligent et actif.

Des conférences sont organisées un peu partout. Des journaux hebdomadaires répandent en tous pays ce que l'on peut appeler la bonne parole et apportent dans de nombreux ménages l'espoir d'un avenir moins sombre et d'une aisance plus certaine.

Grâce à ces mesures, le malthusianisme fait de jour en jour de nombreux progrès. Ses arguments d'ailleurs sont bien de nature à grouper vite et en grand nombre de sincères et chauds partisans.

Le malthusianisme est appelé à remplir dans la famille le rôle que joue le socialisme dans l'Etat.

C'est en effet, avant tout, la question sociale qui est examinée par cette doctrine. Le bien être des ménages l'épuration et la régénérescence de la race humaine, telles sont ses préoccupations les plus constantes et les plus importantes.

Son enseignement est à la fois théorique et pratique.

Au point de vue théorique, elle étudie les différentes causes de la misère sociale avec toutes ses conséquences néfastes, depuis la dépravation et la prostitution jusqu'au vol et au crime.

Au point de vue pratique, elle propose des remèdes efficaces tout en les démontrant inoffensifs.

La lutte pour la vie, les nécessités inévitables et fatales d'une limite dans l'accroissement de la population, les conditions d'organisation du monde étudiées d'après la Nature, l'Histoire, la marche incessante du Progrès et la rigueur inexorable et irrémédiable de ses Lois, enfin, l'état de la Société actuelle avec tous les défauts de ses institutions, telles sont les différentes questions qu'examinent les malthusiens et que nous allons développer dans toute leur rigoureuse vérité.

J'estime que ce seront là des arguments suffisamment probants pour justifier notre théorie malthusienne et pour répondre, par avance, à des contradicteurs possibles.

III. — Les Batailles de la Vie

La raison du plus fort est toujours la meilleure

La Fontaine, s'est efforcé de démontrer par un exemple, la justesse de cet axiome. C'est là une vérité c'est le cas de le dire, vieille comme le monde.

Il n'est pas, en effet, soit dans la nature, soit dans l'histoire, soit dans le monde actuel, un jour, une heure, une seconde où l'on ne puisse constater l'évidence de cette vérité.

Le plus fort a toujours vécu aux dépens du plus faible. L'inégalité des forces a amené infailliblement l'inégalité des conditions. L'esclave a toujours été moins robuste que le maître.

Cet antagonisme de forces entre les individus de chaque espèce nécessite une lutte à brève échéance, lutte incessante, acharnée, qui se termine souvent par la destruction de l'un et de l'autre représentant de l'espèce.

D'individu à individu, c'est la lutte pour l'existence.

De pays à pays, c'est la lutte pour la domination.

Ces deux luttes ont, au fond, la même origine, la nécessité de pourvoir aux besoins matériels de la vie; et même résultat, acquérir les moyens de pourvoir à ces besoins le plus largement possible, en ayant le moins de peine possible.

Ces deux luttes ont aussi toutes les deux une conséquence identique. L'une, très souvent pousse au crime. L'autre engendre la guerre, crime plus horrible encore.

En un mot, toutes les deux amènent une décroissance du genre humain.

Cette décroissance, nous en verrons plus loin les causes, augmente avec le Progrès.

Nombre d'économistes chauvins se sont émus de cet état de choses. Invoquant différents et spécieux arguments, essayant d'émouvoir les ménages par le spectacle de la patrie menacée faute de bras qui la défendent, cherchant à exploiter aussi leurs idées religieuses, en leur rappelant ce précepte divin : « Croissez et multipliez », ils ont conjuré les peuples d'avoir le plus grand nombre d'enfants possibles et de ne jamais s'opposer à des naissances quelles qu'elles soient.

Cette théorie-là, toute séduisante qu'elle est, est, il faut le reconnaître, une pure utopie. De tous temps, soit intérêt, soit nécessité quelconque, les pratiques malthusiennes ont été mises en œuvre, et les exhortations des partisans des naissances à outrance n'ont jamais diminué le nombre des *infanticides*, ni fait disparaître le métier *d'avorteuses*.

Il est incontestable que l'augmentation sans limite du nombre est une chimère. C'est pour la race humaine une garantie de salut et de vitalité robuste que de se reproduire dans une juste proportion, sans avoir à redouter pour l'avenir la hideuse misère et ses tristes conséquences.

IV. — Nécessité d'une limite dans l'accroissement de la population

On a beau dire, écrire et répéter sur tous les tons que la Terre est assez vaste, assez riche, assez généreuse, pour nourrir tous les enfants que la race humaine pourrait mettre au monde, depuis dix mille ans, paraît-il, qu'il y a des hommes, on a toujours entendu parler de misère et de mendicité.

S'il faut en croire la mythologie, il y eut cependant une époque où tout sur la terre était en commun. Les hommes, tous véritables frères, partageaient tout et n'accaparaient rien. L'égoïsme était inconnu.

C'était la république idéale, l'âge d'or de l'humanité.

Mais, hélas ! ce temps est bien loin ! Il n'a probablement même jamais existé si ce n'est dans l'imagination d'un peuple enfant surexcité par les souffrances, comparant ses misères présentes au bonheur relatif passé.

Aujourd'hui encore, une secte politique voudrait mettre en pratique les théories utopistes de cette donnée mythologique : égalité absolue de tous les citoyens, suppression de la propriété et du numéraire, abolition de la richesse, etc., etc.

Utopie, tout est utopie dans ces théories. La réalité est là, avec ses misères et ses malheurs ; on peut les adoucir, les soulager en partie, mais les guérir, les faire disparaître entièrement, c'est impossible ! La richesse et la pauvreté existent. Ces deux irréconciliables ennemies continueront toujours entre elles la lutte acharnée qui les désunit.

Le besoin de tuer vient toujours du besoin de vivre.

Les forts, les intelligents, finissent par ne plus se contenter du nécessaire ; ils veulent le superflu, tandis que les humbles manquent de l'indispensable.

Plus les combattants seront nombreux, plus le combat sera terrible, car plus diminueront les ressources et grandiront les ambitions.

Il est donc de toute nécessité de limiter l'accroissement de la population. On ne guérira pas le mal radicalement, mais on l'atténuera ; on en diminuera la fréquence et l'intensité des accès.

Ce ne sont pas seulement ces considérations philosophiques et sociales qui militent en faveur de cette théorie. La Nature, l'Histoire, le Progrès et ses Lois, la Société et ses institutions semblent d'accord pour la justifier.

Nous allons examiner les arguments qu'ils nous fournissent, argunents qui doivent nous amener logiquement, et, sans parti pris, à la conclusion qui fait l'objet de ce chapitre.

V. — Arguments fournis par la Nature

Si nous observons, à tour de rôle, les êtres vivants qui naissent, grandissent et meurent, nous nous apercevront facilement que leur naissance dépend du nombre, leur croissance dépend encore du nombre, la durée de leur existence dépend toujours du nombre,

Dans le domaine des plantes, contemplez ce champ de blé que la main de l'homme, après avoir labouré et ensemencé, a laissé exposé à toutes les intempéries des saisons, à tous les hasards de la végétation.

Comparez lui, d'autre part, ce jardin minutieusement et constamment entretenu.

Dans le premier, les plantes parasites abondent. Non-seulement elles gênent dans leur croissance les tiges de blé, par leur nombre et l'étendue qu'elles occupent, mais encore elles leur enlèvent la plus grande partie de leur nourriture. Les tiges, étouffées et réduites à une misérable pénurie, s'étiolent bien vite. Les épis mûrissent à peine et dressent, légers et chétifs, leur tête rabougrie et vide.

Supposez même que les herbes parasites n'y poussent pas. Si les tiges sont trop rapprochées les unes des autres, le même mal se manifeste. Les unes, vivaces et robustes, grandissent et mûrissent en se nourrissant plus largement, plus abondamment que leurs voisines. Celles-ci trop à l'étroit, sont vite affaiblies et languissantes. Elles restent stériles faute d'espace et de nourriture.

Dans le jardin, au contraire, qui est l'objet des soins de chaque instant, la main de l'ouvrier sait éclaircir les plantes. Le jardinier sait établir des distances convenables entre les différents plants, d'après leur nature et l'exigence de leurs besoins de nourriture et de lumière.

Ici encore, le nombre sans limite est nuisible à la qualité.

Dans le règne animal, mêmes observations et même conclusion. La femelle du lapin qui ne se sent pas assez forte pour nourrir une portée trop nombreuse en tue quelques-uns pour pouvoir élever les autres. Certains poissons donnent entre eux le spectacle des luttes intestines. Le requin dans les mers, le brochet, dans les eaux douces, ne se privent pas de dévorer leurs congénères et leurs voisins.

Les émigrations sont aussi nombreuses chez les animaux que chez l'homme lui-même. Une ruche dont la population est devenue trop dense se sépare et ce n'est pas sans luttes que le trop plein de cette ruche va chercher ailleurs un gîte et des moyens d'existence.

En résumé, le monde des plantes, dans son inconsciente activité, aussi bien que celui des animaux, par leurs mœurs instinctixes, cherche à se limiter, pour multiplier leurs chances d'existence et de durée.

Qu'y a-t-il donc d'étonnant à ce que l'homme, depuis que le monde existe, se soit efforcé, par les moyens que nous venons d'indiquer, d'améliorer son existence de chaque jour ? L'histoire nous en donne de nombreux exemples.

VI. — Arguments fournis per l'histoire

La Gaule, aujourd'hui la France, est peut être le pays du monde qui a subi le plus d'invasions, qui a soutenu le plus de guerres, qui a remporté aussi le plus de victoires.

Quels sont les motifs qui ont amené le flot des envahisseurs à quitter leur pays d'abord, à choisir ensuite, de préférence, ce coin du monde qui est notre pays?

Ils s'étaient multipliés sans limite raisonnée et les ressources de leur sol diminuant au fur et à mesure qu'ils augmentaient, ils se sont vus dans l'obligation de rechercher une terre moins ingrate et surtout moins peuplée.

C'est l'histoire de la ruche d'abeilles dont nous parlions dans le précédent chapitre.

La Gaule était toute indiquée pour y trouver un remède à leur misère. Les Gaulois étaient peu nombreux en comparaison des envahisseurs. De plus, le pays par la richesse et la générosité du sol, leur offrait une proie précieuse et alléchante.

D'où vient la longue résistance des Gaulois? De leur courage, sans doute, mais aussi de leur vigueur naturelle et de leur constitution athlétique. Une sage limite dans leur accroissement, les exercices nombreux et constants qui leur étaient imposés par leurs chefs de tribus, leur avaient procuré ces avantages corporels.

Pour en revenir à une époque plus récente, à combien d'exils volontaires n'assistons nous pas tous les jours?

Ouvrez un journal, consultez les statistiques d'étrangers qui 1ont établis dans chacun des pays de l'Europe, (pour ne parler que de l'Europe), et vous arrivez à un chiffre fantastique de gens, qui, ne pouvant plus trouver chez eux les moyens suffisants de gagner leur vie, tentent dans le pays voisin les moyens de faire fortune ou simplement de ne pas mourir de faim.

Chose remarquable, et qui vient précisément corbocorer notre théorie, ce sont précisément les pays les plus peuplés de l'Europe qui fournissent le plus d'exilés.

En effet, si nous laissons de côté la Russie (qui, si elle est le pays de l'Europe le plus peuplé, en est aussi le pays le plus vaste), l'Allemagne, l'Italie, la Suède, le Danemarck, fournissent à la France un supplément de population qui ne lui est précisément pas indispensable.

Les pays de population modérée, au contraire, comme la France et l'Angleterre, n'ont pas à constater, dans d'aussi vastes proportions, le nombre de leurs émigrés.

Cette constatation est donc assez éloquente et milite encore en faveur de notre théorie.

VII. — Le Progrès et ses Lois

On m'accuserait peut être d'émettre ici une opinion quelque peu suspecte et dangereuse dans ses conséquences, si je m'efforçais de démontrer qu'en raison même du nombre des travailleurs, les lois du Progrès sont un obstacle direct à l'aisance et au bien être des peuples.

Sans doute, je trouverais bien une excuse morale assez influente, si j'émettais cette idée dans toute sa rigueur et sans la moindre restriction. Je n'aurais pour cela, qu'à invoquer un précédent, le témoignage de Jean-Jacques-Rousseau, qui soutint envers et contre tous cette thèse paradoxale que la civilisation est un fléau.

L'illustre écrivain déchaîna bien des conquêtes, souleva contre lui bien des imprécations, le jour où il écrivit ce fameux plaidoyer contre le Progrès.

C'est peut-être dans la lecture de ce vrair équisitoire que les anarchistes ont puisé quelques-unes de leurs théories les plus violentes et les plus démentes.

Je me garderai donc bien même de paraître approuver ledit paradoxe dans son inexorable rigorisme. Cependant, qu'il me soit permis de présenter ici quelques réflexions personnelles.

Le Progrès en principe, est incontestablement un bien. Il n'est pas de jour où l'on ne soit pas à même de s'en apercevoir. Son but est noble et légitime, parcequ'ils est utile et humanitaire.

Mais les Lois du Progrès, dans les conditions où elles se sont exercées où elles s'exercent encore, et où elles s'exerceront peut être toujours, les Lois du Progrès, dis-je, sont les sources d'un véritable fléau.

En écrivant cela je n'ai pas la prétention de vouloir m'élever contre les bienfaits d'un ordre essentiellement humanitaire; comme les bienfaits de l'instruction, par exemple, ou les découvertes que peuvent faire et que font tous les jours la médecine et la chirurgie.

Je me place à un point de vue exclusivement pratique.

Or, il est incontestable que le Progrés, considéré à ce point de vue, tend à diminuer le travail en procurant les moyens de le faire mieux, c'est vrai, mais aussi plus vite. Les marchandises s'accumulant tous les jours, il arrive un moment où la production dépasse de beaucoup la consommation.

Dès lors le travail ralentit, Les ateliers se dépeu

plent. La misère pour quelques-uns, quelquefois la majorité, fait son apparition.

Autrefois il fallait cent bras pour obtenir un article ou une marchandise quelconque. Aujourd'hui la machine remplace avantageusement pour l'industriel quatre-vingt-dix-neuf ouvriers. Il en suffit d'un seul pour la faire fonctionner.

Bien plus, si le travail diminue, les salaires, aussi diminuent, alors qu'augmentent les exigences de la vie. Cette diminution des salaires provient de la quantité trop considérable des travailleurs.

Et cependant, il faut bien que tout ce monde là vive. Quelle ressource reste-t-il, sinon la mendicité, à ceux dont le travail est supprimé?

Sans doute, parmi ces mendiants, il est bien des paresseux, mais il en est beaucoup aussi qui sont condamnés à cette peu estimable besogne, par suite d'un chômage forcé.

Mais, dira-t-on, il n'y a pas que des ouvriers. La terre est généreuse pour qui sait la travailler.

Sans doute, et cependant pour cultiver une terre ou il faut en avoir une à soi, ou il faut s'adresser à ceux qui en possèdent; et là encore le Progrès exerce sa néfaste influence à ce point de vue.

Les différents instruments d'agriculture inventés aujourd'hui font mieux et plus rapidement que l'homme le travail de la ferme.

Si l'on se sert d'ouvriers au lieu de se servir de ces instruments, les dépenses augmentent, et s'augmente aussi le prix de revient du produit. C'est donc pour le propriétaire une diminution sensible du bénéfice.

Voilà pour l'industrie et l'agriculture. C'est là où les lois du Progrés semblent le plus sensiblement, en opposition avec l'aisance et le bien être pour une partie et la partie qui n'est pas la moins intéressante d'un Etat,

Dans le commerce et les différentes administrations peuvent se faire ainsi quelques critiques du Progrès et de ses Lois.

Au fur et mesure que l'instruction se développe, on devient de plus en plus exigeant dans le choix des employés, parce que les postulants sont de plus en plus nombreux. Pour une place vide, dix concurrents se présentent. Le résultat est donc encore le même que précédemment, pour les évincés, apparaît la misère, la hideuse misère dans toute sa repoussante laideur.

Il est donc de toute nécessité, puisque par le Progrès le travail diminue, de limiter aussi le nombre des travailleurs. C'est là le seul remède efficace à bien des misères. Le spectacle de ces malheurs est rendu plus sensible encore si l'on étudie l'état de la société actuelle et de ses institutions.

VIII. — La Société et ses Institutions

a) La Société et la Misère. — Il est universellement constaté que ce sont les pays les plus peuplés où la misère est le plus répandue. Dans tous les centres populeux, il existe une classe d'oisifs, d'inutiles qui, en dépit d'un bon vouloir malchanceux, soit par fainéantise héréditaire, ne gagnent rien, ne produisent rien et sont par là même une charge, et une charge très lourde pour la société tout entière.

Il n'est pas un pays au monde, si riche soit-il, qui puisse se vanter de se dérober à cet impôt créé par la pauvreté et la misère. La plus humble bourgade même, à l'instar de la grande ville, a son contingent de déshérités inutiles et souvent nuisibles.

Bien plus, outre cette classe besogneuse et nécessiteuse que chaque ville et chaque village entretiennent d'une façon permanente, il existe une catégorie d'individus qui n'appartiennent à aucun pays, qui ne reconnaissent aucune législation et qui vivent, tantôt là, tantôt ailleurs, de maraudes, de rapines, quand ils n'ont pas recours à des moyens plus violents et moins scrupuleux.

C'est l'innombrable armée d'individus en qui le moral s'émousse de jour en jour, qui, ne pouvant plus discerner le bien du mal, le juste de l'injuste, en sont arrivés à ne plus connaître qu'une loi et un droit, la loi de l'existence, le droit de ne pas mourir de faim.

Voilà ce qu'on est convenu d'appeler la lie du peuple, la plaie de la société.

Bien loin de vouloir justifier les actes répréhensibles dont ces gens-là se rendent coupables en violant la propriété, en se livrant à des actes de violence et de vandalisme, je ne puis cependant, tout en les blâmant de ces actes, m'empêcher de plaindre leurs misères, de déplorer leur piteuse condition.

En somme, ces gens-là n'ont pas demandé à venir au monde : et, y étant, il faut bien qu'ils vivent. A qui incombe le soin d'assurer leur existence, de veiller à leur éducation, de leur assurer les moyens de vivre d'une vie honnête et exempte de soucis de l'avenir? N'est-ce pas à la société qui les a procréés?

Mais, objectera-t-on, la Société y a songé. Elle a institué des établissements de nuit où le pauvre est assuré d'avoir un gîte. Elle a créé l'Assistance publique, où l'on fait des distributions de pain et de vêtements. Elle a fondé des hospices où les vieillards indigents sont admis à terminer leur vie de misère et de privations.

Cela est incontestable, cela est certain. Cependant, en conscience, est-ce que toutes ces précautions prises par la Société sont suffisantes pour soulager toutes les misères, pour pourvoir à tous les besoins des nécessiteux? On demande des sommes infimes dans les établissements de nuit. Mais encore faut-il, pour que le pauvre ait un gîte, qu'il possède cette somme. L'Assistance publique, malgré toutes les ressources dont elle dispose, ne peut se vanter non plus, d'assurer l'indispensable à tous les indigents. Chaque jour, les journaux constatent qu'elle a négligé des misères intéressantes en leur refusant des secours.

Quant aux hôpitaux de vieillards, ils n'admettent guère que ceux qui, pendant leur vie de dures privations, ont pu mettre de côté un petit pécule amassé sou à sou. Quelques-uns y entrent encore, grâce aux services qu'ils ont pu rendre à la Société et qui ont été remarqués. La faveur d'hommes influents joue ici son rôle important. Quant à ceux dont les services ont passé inaperçus, aussi bien que les vieillards qui n'ont pu économiser la somme suffisante, ils sont condamnés à traîner leur languissante vieillesse au milieu des affres de la misère et des humiliations de la mendicité.

N'aurait-il pas mieux valu, puisque la Société est impuissante à leur venir en aide, que ces derniers n'aient jamais existé? Combien, parmi tous ces souffreteux, ont lutté toute leur vie contre les rigueurs de l'existence, travaillant, s'éreintant, non-seulement pour eux, mais encore pour leur famille? Mais il ne suffit pas d'avoir travaillé pour vivre, il faut encore vivre, après avoir travaillé. Et lorsque, après de longues privations, les forces se sont épuisées, lorsque les enfants sont morts, lorsque l'on est seul au monde, sans ressources, sans gîte et sans pain, que devenir, si la Société ne peut vous venir en aide?

C'est cependant ce à quoi l'ouvrier devrait réfléchir, avant de se créer une nombreuse famille.

b) La Société et la Famille. — Si économe, si laborieux, si intelligent que soit un ouvrier, il pourra toujours suffire à ses besoins assurément, mais peut-il être assuré de subvenir toute sa vie aux exigences d'une nombreuse progéniture? Nous ne le croyons pas.

En admettant même que nous observions ici un

ménage d'ouvriers modèle où mari et femme apportent chaque jour et fidèlement sa quote-part dans la bourse commune ; songez un peu à quelles nécessités ils doivent faire face !

L'existence de chaque jour, malgré l'augmentation sans cesse grandissante de la production et, par conséquent, la diminution des prix-courants, devient incontestablement plus difficile et plus chère. Cela tient surtout à la profusion des plaisirs qui se multiplient à chaque instant et qui, malgré la modicité relative de leur coût, entament peu à peu le petit budget.

Exigences des mœurs, exigences de la mode, imprévus des distractions et de l'amour-propre, tels sont après l'indispensable matérielle, les premiers éléments de dépense.

Surviennent les enfants. La mère est arrêtée dans son travail. Le médecin, la sage-femme, les soins donnés au nouveau-né entament encore les économies. Des complications surviennent. Le bébé souffre les douleurs de la croissance ; la mère a peine à se rétablir des fatigues de l'enfantement. Interruption prolongée dans le travail, frais de médecin. Les économies ont disparu.

Que les enfants se multiplient, et voilà un ménage, primitivement dans l'aisance et la tranquillité, en proie à toutes les angoisses des privations, à tous les soucis du lendemain.

La paix du ménage s'en ressent. Le caractère des époux s'aigrit. La femme se révolte des reproches injustes du mari et devient acariâtre et revêche. Celui-ci ne rapporte plus comme autrefois, son salaire en entier. Il l'écorne sérieusement dans le cabaret voisin de l'usine ou de l'atelier, ou dans les mauvais lieux où il s'attarde. Il noie ses ennuis dans le vin et l'alcool.

Pendant ce temps, les enfants grandissent. Ils ont sous les yeux le spectacle quotidien des querelles de leurs parents. Si leur naturel est bon, ils deviennent d'honnêtes gens. S'il est mauvais, ils sont destinés à grossir l'armée des fainéants et des inutiles, s'ils ne se laissent pas encore, surtout dans les grands centres, corrompre par les conseils pernicieux de voleurs ou d'assassins.

Est-ce que la Société vient en aide à ces familles nombreuses et besogneuses? Assurément. Malheureusement elle ne peut venir en aide à toutes et parmi elles, il en est toujours de sacrifiées.

Sans doute, toutes les familles de sept enfants sont exemptes d'impôts. Mais ces impôts constituent la plupart du temps une charge presque infime en comparaison des autres charges, et les familles nécessiteuses qui ont six enfants, par exemple, au lieu d'en avoir sept, se voient augmentées du dégrèvement opéré sur celle de sept.

La dispense du service militaire pour un des sept enfants, l'éducation de l'un d'eux aux frais de l'Etat, et même (ce qui n'est qu'un projet) la prime annuelle accordée aux parents, sont des mesures insuffisantes pour combattre les difficultés de la vie chez des familles besogneuses aussi nombreuses.

Mieux vaut, à notre avis, limiter selon ses ressources le nombre de ses enfants que s'exposer à tous les déboires et à toutes les angoisses que nous venons d'exposer.

c) La Société et la Richesse. — Est-ce à dire que la classe riche doive avoir seule le droit et le devoir de peupler? Soutenir cette théorie d'une manière absolue serait évidemment une véritable folie.

Sans doute, dans ce cas, la multiplicité des naissances amènerait une répartition plus équitable du capital, et par suite le nivellement des conditions et une augmentation du bien-être en général.

Mais d'une part, la classe riche a bien des raisons majeures de ne point vouloir procréer à l'infini, et d'autre part refuser aux classes pauvres le bonheur d'avoir des enfants serait absurde et immoral.

Que chacun procrée, ne cessons-nous de répéter, d'après ses ressources et sans compromettre l'avenir.

Comment se fait-il cependant que les familles fortunées sont précisément celles qui, en général, ont le moins d'enfants ? Cela s'explique par le genre de vie auquel elles sont habituées dès l'âge le plus tendre.

La femme passe ses nuits au bal ou au spectacle. Cette irrégularité dans sa vie influe sur son tempérament, au point de produire chez elle, sinon une stérilité absolue, tout au moins, après une naissance ou deux, un affaiblissement constitutionnel qui rendrait dangereuses de nouvelles couches.

Le mari a eu une jeunesse orageuse. Il a considéré

la vie comme ayant pour but de satisfaire ses désirs, de satisfaire toutes ses passions. Or, ces tendances n'ont pas de limites. L'abus en est la conséquence toute naturelle et cet abus persiste même le plus souvent après le mariage.

En effet, les mariages entre riches sont en général les moins assortis. Ce sont des mariages de convenance, plutôt que d'affection. Peu importe la disproportion d'âge des conjoints. L'intérêt seul préside à leur union. Aussi y a-t-il entre eux une sorte de froideur réservée qui les lassent vite tous les deux. La femme, si elle est honnête, se réfugie dans les consolations de la religion et devient bigote. Si elle est peu croyante, elle se console facilement de son abandon dans les bras d'un amant de son âge.

Quant au mari, il commence d'abord par le cercle et continue ensuite par les maîtresses. C'est ni plus ni moins le sans-gène de sa vie de garçon qu'il recommence. Citadin, la dot de sa femme paie les mille caprices des belles infidèles dont il est victime. Villageois, il fait souvent et malheureusement à son tour de nombreuses victimes. L'or est le moyen séducteur par excellence.

Entre gens d'égale condition, les séductions sont réparables. Entre riche et pauvre, noble et prolétaire, ces séductions se terminent par un suicide de la jeune fille, si elle cède au désespoir et à la crainte du déshonneur, ou par une poignée d'écus, si elle est décidée à continuer ce qu'elle a commencé. C'est alors une nouvelle recrue pour l'armée galante dont le but, non sans raison, est de se venger sur les riches de ce qu'un des leurs lui a fait souffrir.

La Société n'a, pour empêcher ces tristes conséquences aucune arme, aucune mesure préventive.

En offrant aux lecteurs et lectrices *Sécurité* complète en Amour, j'apporte un palliatif, sinon un remède radical à cette situation. Les suites du premier faux pas fait par la jeune fille passeront désormais inaperçues. La faute n'étant plus visible, le déshonneur sera évité.

d) La Société et les Naissances illégitimes. — Le déshonneur, en effet, résulte plutôt de la conception que du fait initial.

Mais alors, peut-on m'objecter, puisque vous supprimez la conception, vous rendez par là les relations sexuelles plus faciles et plus fréquentes.

Cela est contestable d'abord. En effet, de deux choses, l'une : la jeune fille connaît ou ne connaît pas mon livre. Si elle ne le connaît pas, elle subit toutes les conséquences désastreuses et déplorables de l'entraînement qu'elle a subi. Son désespoir sera d'autant plus grand qu'elle ne s'attendait pas à ces conséquences.

Au contraire, si elle connaît mon livre, elle n'osera pas prendre les précautions que je prescris, et, sachant à quoi elle s'expose, si elle ne prend pas ées précautions, elle s'abstiendra.

En admettant même qu'elle puisse surmonter le

sentiment de pudeur, de timidité naturelle qui sied à sa jeunesse et à son inexpérience, en supposant qu'elle prenne ces précautions enseignées, cela ne vaut-il pas mieux encore que de mettre au monde un enfant dont le sort est incertain ?

Au point de vue de la dignité et de la considération d'autrui, la réparation de la faute commise par l'amant, jette sur les parents de la jeune femme une espèce de discrédit. Et si la faute n'est pas réparée, c'est le déshonneur dans toutes ses humiliations.

Nos mœurs sont ainsi comprises, que la maternité est une honte pour la jeune fille, tandis qu'une réputation de paternité est une sorte de garantie qui donne au jeune homme la possibilité de faire un mariage avantageux. Il est vrai que la recherche de la paternité est interdite !

Quoiqu'il en soit, la situation de la jeune fille-mère dans la société est bien précaire et misérable. Mise à l'index par tous et par toutes, il lui faut une réelle énergie, un courage presque surhumain, pour rester honnête. La plupart du temps, elle se laisse entraîner par le courant qui la conduit à l'égout. Abandonnée même de ses parents, elle cède quelquefois au désespoir, et c'est alors le suicide ; si elle veut cacher sa faute, c'est un crime qui se commet.

En présence de cette situation humiliante et déshonorée, devant les conséquences funestes et criminelles des naissances illégitimes, ne vaut-il pas mieux donner les moyens d'éviter ces naissances ? C'est favoriser, dira-t-on, les relations sexuelles, le libertinage ; non, n'est libertin que celui dont la nature et l'éducation l'y obligent. Quant aux relations sexuelles, elles seront peut-être un peu plus fréquentes (quoique nous ayons dit déjà que cela était contestable), mais est-ce bien un mal ? De la communion intime des êtres, de l'abandon de l'âme et du corps naît et s'accroît l'amour ; de l'amour au mariage, il n'y a pas loin, lorsque les cœurs sont sincèrement épris ; et cette sincérité a d'autant plus de chance d'exister dans ce cas, qu'elle est le résultat d'un choix réfléchi, d'inclinations réelles, de volonté précise.

IX. — Conclusion

« *Que la prudence pénètre dans les ménages et préside à l'établissement de chaque famille, et on n'aura plus à s'inquiéter de l'humanité.* »

« *Dès qu'un pays commence à se peupler, il faut, de toute nécessité que la prudence des individus limite le nombre des naissances ou que la population soit moissonnée par la misère ou la guerre.* »

Ces citations nettes et précises empruntées à deux économistes éminents, MM. Rossi et Duchâtel, résument parfaitement tout ce que nous venons de dire.

Il est nécessaire, utile, indispensable de limiter sa progéniture, et, quelque paradoxal que peut paraitre ce que j'avance, je prétends qu'enseigner aux époux les procédés sûrs, infaillibles, commodes, agréables et faciles, non seulement d'avoir des enfants, mais encore d'en avoir autant qu'ils veulent et pas plus qu'ils ne veulent, c'est contribuer à reserrer les liens du mariage, à le consolider, à le multiplier.

Ce n'est pas tant, en effet, la perspective d'avoir toujours à ses côtés un être qui partage vos joies et vos peines, qui vit la moitié de votre vie, qui s'intéresse aux moindres incidents de votre existence, ce n'est pas cela, dis-je, qui empêche les jeunes gens de se marier. Cette perspective n'a rien que de très agréable.

Ce qui fait que les célibataires sont aussi nombreux, c'est la perspective qu'ils ont d'avoir trop d'enfants. Raisonnement tout d'égoïsme, sans doute, mais raisonnement bien raisonnable et prudent.

Avec *Sécurité complète en Amour*, cet inconvénient disparaît ; il est certain que le célibataire ne demande pas mieux qu'à cajoler une ou deux têtes blondes ou brunes. S'il suit, à la lettre, toutes les prescriptions contenues dans ce livre, il connaîtra les joies de la paternité sans en connaître les trop lourdes charges, il fera son devoir de citoyen et de patriote, sans s'exposer à mettre au monde une progéniture trop ruineuse pour ses ressources.

Nous favorisons donc le mariage en multipliant les unions légitimes. Nous le protégeons encore en l'*assainissant*.

Il est certain, en effet, que les parents sains et dans une aisance relative sont coupables, même très coupables en se privant volontairement d'enfants. Ils manquent à un devoir impérieux envers la société et envers leur pays. Mais peut-on faire un crime au mari qui, par suite d'accidents intimes survenus dans le cours de son existence de jeune homme se priverait de descendants qui hériteraient fatalement des maladies inavouables dont lui, le père, est atteint ? Assurément non. Ce serait le contraire, à notre avis, qui serait un crime. Sans doute, ce crime serait légal, moral même, puisqu'il est une loi du mariage. Mais combien il nous semble plus moral, plus humanitaire de préserver ces époux contaminés, des remords de mettre au monde des enfants contaminés eux aussi, tout en leur permettant toutes les prérogatives du mariage, tous les privilèges d'un amour partagé.

La morale peut-elle être blessée de ce que l'on laisse dans le néant des avortons ou de futurs moribonds ? Evidemment non, et si la morale n'y perd rien, la société y gagne en force et en vitalité.

Enfin, si la jeune fille subit les entraînements d'une passion irréfléchie, les suites désastreuses de cette faute sont, par notre enseignement, complètement évitées. La preuve matérielle de sa faute n'apparaît pas, puisqu'elle n'existe pas. L'honneur est donc sauf, non seulement pour elle-même, qui dans la suite peut se réhabiliter à ses yeux, mais pour sa famille tout entière qui eût souffert des preuves de cette faute. Mieux vaut prévenir que punir ; étant prévenue, la jeune fille saura se mettre en garde contre les dangers d'une trop naïve confiance, elle évitera de s'exposer à toutes les suites d'un infanticide ou à tous les remords d'un suicide ; les avorteuses auront moins de besogne et la Morgue moins de visites.

En résumé, notre but est au plus haut point moral, humanitaire et patriotique ; encourager le mariage, le multiplier, l'assainir ; diminuer les charges de la famille et, par conséquent, augmenter la tranquillité et l'aisance de la société ; porter remède à toutes les angoisses du désespoir d'avoir mis au monde des bâtards et des déshérités, prévenir le déshonneur, le suicide ou le crime, donner les moyens de procurer à la Nation des bras vigoureux qui la défendent, en lui évitant d'avoir à charge des corps débiles et souffreteux, telles sont les prétentions de ce modeste opuscule.

Si mon but n'est pas atteint, j'aurais quand même la conscience tranquille. L'intention que j'ai me dédommagera de mon insuccès.

DEUXIÈME PARTIE

SOMMAIRE

I. — Avant-propos

Il est indispensable, croyons-nous, avant de développer les idées principales que nous avons annoncées, d'amener le lecteur à pouvoir, intelligiblement et sans effort, nous comprendre à la lecture de termes scientifiques que nous sommes obligés d'employer pour expliquer le mécanisme et la théorie de la conception.

Il est utile, en effet, d'être initié au mystérieux fonctionnement des organes générateurs et pour cela, il est indispensable de connaître ces organes.

Nous pourrons facilement alors indiquer les moyens par lesquels la conception peut être évitée et les conditions sans lesquelles elle ne saurait avoir lieu.

La reproduction des espèces est le principe conservateur du monde organisé et l'amour, au point de vue physique, en est le facteur imposé.

La nature a voulu que cette loi de la reproduction ne fût pas soumise aux caprices des individus ; elle a fait de l'amour un besoin auquel personne ne peut se soustraire, sans contrainte, sans violences sur lui-même.

Voilà pourquoi l'existence de tous les êtres est divisée en trois périodes : la première, pendant laquelle ils ne peuvent ni procréer, ni concevoir ; la seconde, où le besoin d'aimer apparaît impérieux et violent ; la troisième, où l'impuissance reparaît. La première période est l'enfance ; la deuxième, la virilité ; la troisième, la vieillesse.

Le passage de la première à la seconde est marqué par une évolution physiologique qui porte le nom de *puberté* chez l'homme, de *nubilité* chez la femme.

Chez l'homme, la puberté se manifeste par une transformation dans l'appareil génital. Les organes se couvrent de poils ; le *pénis* grossit, sa propriété érective s'accroît ; le *gland* acquiert une sensibilité plus grande ; la voix devient plus grave et la barbe pousse au visage. Le *testicule*, plus volumineux, secrète un liquide épais, lactiforme, qui devient la semence fécondante connue sous le nom de *sperme*.

Chez la jeune fille, transformation identique ; on assiste au développement subit de tous les organes servant *directement* ou *indirectement* à la reproduction. Les seins grossissent, le bassin se développe au degré normal qui permet au fœtus futur de s'y former et de s'y développer. Le développement de l'*ovaire* amène le détachement périodique des ovules, la *ponte mensuelle* qui se manifeste par le flux de sang connu sous le nom vulgaire de *règles*.

Lorsque le jeune garçon et la jeune fille ont subi les transformations que nous venons d'indiquer, ils sont nubiles, c'est-à-dire aptes à accomplir l'œuvre de la reproduction. Voyons maintenant par l'étude des organes générateurs comment peut s'opérer l'acte de reproduction.

II. — Notions sommaires de physiologie. — Appareil génital de l'homme et de la femme.

Pour que la génération s'opère, il est nécessaire que *directement* ou *indirectement*, deux sexes s'y emploient. C'est à dessein que je souligne ces deux mots *directement* et *indirectement*, car, nous le verrons plus loin, dans la deuxième partie de ce livre, l'acte de la conception peut être le résultat d'une manœuvre artificielle. On cite le cas d'une jeune fille vierge devenue enceinte des œuvres de son père, pour s'être lavée dans le bidet que sa mère venait de quitter.

La fécondation directe est le résultat du rapprochement, du contact de l'homme et de la femme.

Ce rapprochement porte le nom de *copulation* ou *coït.*

L'homme fournit la semence prolifique et grâce à son appareil génital le porte jusque dans celui de la femme.

La femme, grâce au rôle de l'ovule, fournit le germe qui se développe dans son sein.

Chez l'homme et la femme existent naturellement des organes copulateurs ; la femme seule possède un appareil génital conceptif.

Etant donné le but différent qu'ils ont, les organes générateurs de l'homme et de la femme doivent nécessairement varier.

Ils sont de deux sortes chez l'homme : *secréteurs* et *excréteurs*. Ils sont formés des *testicules*, des *canaux déférents*, des *vésicules séminales*, des *conduits éjaculateurs*, des *glandes* et de la *verge*, appelée encore *membre viril* ou *pénis*.

L'appareil génital de la femme se compose des *ovaires*, des *trompes* de Faloppe, de la *matrice* ou *utérus*, du *vagin*, de la *vulve* et des glandes *vulvo-vaginales*.

La description sommaire de ces divers organes s'impose pour comprendre d'une façon utile le rôle individuel qu'il joue soit dans fécondation soit dans la conception.

III. — Appareil génital de l'homme

DU SPERME

Le sperme est l'agent capital dans l'œuvre de reproduction. Sans lui la fécondation ne peut avoir lieu. C'est l'attribut exclusif de tous les êtres mâles.

Il est formé par les sécrétions des testicules et des glandes appelées *prostate* et *glandes de cowper*.

Son odeur, fade et pénétrante à la fois, rappelle l'odeur de l'eau de javelle ou le parfum dégagé par la fleur du maronnier.

Il est de nature alcaline et contient une quantité variable, selon la force et le tempérament des individus d'animalcules animées qu'on nomme indifféremment des noms de *zoospermes, spermatozoaires, spermatozoides.* La forme de ces animalcules ressemble à celle des têtards.

Si on les examine au microscope, on les voit, aussitôt après l'émission, se mouvoir d'une vitesse vertigineuse avec une démarche ressemblant à celle du ver ou de l'anguille,

Leur volume est tellement négligeable que 50,000 n'égaleraient pas le volume d'un grain de sable.

La durée de leur existence est variable, selon qu'ils sont exposés à l'air ou enfermés dans la matrice.

Dans le premier cas, elle ne dépasse pas douze heures. Dans la matrice, ils peuvent vivre de huit à dix jours.

Leur longévité dépend aussi non seulement des circonstances locales de leur formation, mais de la température qui les entoure, de la santé du fécondateur, de celle de la fécondée. Le froid subit des sécrétions purulentes des organes, les acides, les affaiblissent rapidement et les tuent.

Quatre-vingt-dix-neuf fois sur cent la stérilité volontaire a pour cause l'une de ces dernières circonstances.

Quant à la stérilité involontaire, elle provient ou bién par faiblesse constitutive, de l'absence de spermatozoaires dans la semence, ou bien par accidents vénériens de production dans le sperme de zoospermes débiles qui meurent bien vite.

DES TESTICULES

On désigne sous ce nom deux organes glanduleux qui secrètent le sperme : ces deux organes sont recouverts d'une enveloppe appelée *bourses*.

Dans chaque testicule circulent des filaments minces et allongés qui s'entrelacent et se réunissent sous le nom de *vaisseaux séminifères*. Ces vaisseaux sont destinés à porter la semence, comme leur nom l'indique ; ils forment en se réunissant un *tronc afférent* audessous de la tête de *l'épididyme* , dans lequel ils se rendent. Ils donnent alors naissance au *canal déférent*.

L'*épididyme*, de forme oblongue rappelant celle de ver, très sensible au toucher, est placé le long du bord supérieur du testicule. Il se prolonge par le canal déférent.

DES CANAUX DÉFÉRENTS

Ce sont les conduits qui apportent le sperme, des testicules dans les deux parties plus vastes appelées *vésicules séminales*.

Peu sensibles au toucher, ces conduits se continuent par le canal de l'urètre. C'est dans leur cavité très étroite que prend naissance une affection très douloureuse, l'*orchite*, espèce d'engorgement de secrètion purulente, engorgement facilité par la capillarité des canaux déférents.

Il est évident, dans le cas, où tous ces canaux sont

obstrués par le pus, que l'impuissance est la conséquence de l'orchite. Les spermatozoaires ou sont tués par cette secaétion purulente ou ne peuvent passer, par suite *d*e cet obstacle, dans les vésicules séminales.

DES VÉSICULES SÉMINALES

Au fur et à mesure que le sperme est secrèté par les testicules, il est recueilli dans deux réservoirs placés au-dessous de la vessie. Ces deux réservoirs sont les *vésicules séminales*.

Durant l'acte sexuel, ces deux vésicules se contractent. Cette contraction a un double but. Elle sert tout d'abord à maintenir la verge en *érection;* elle favorise ensuite l'*éjaculation:*

On confond souvent ces deux termes :

L'*érection* est l'afflux de sang qui permet, en raidissant le membre viril, de l'introduire dans les organes de la femme. L'*éjaculation* est l'opération par laquelle le sperme est projeté dans le col de la matrice.

Cette opération est saccadée, grâce aux contractions des vésicules ; cette disposition permet de projeter la liqueur avec plus de force et aussi plus rapidement.

Les chiens n'ont pas de vésicules séminales. C'est pour cela que l'éjaculation chez eux est moins rapide que chez l'homme. Elle se fait goutte à goutte au fur et à mesure de la sécrètion. Aussi voit on le mâle et la femelle collés ensemble pendant tout le temps que dure cette éjaculation.

DES CONDUITS ÉJACULATEURS

Au sortir des vésicules séminales, le sperme, grâce aux conduits éjaculateurs pénètre dans le canal de l'urètre.

Ces conduits sont donc les prolongements des canaux déférents. Leur sensibilité excessive procure chez les être mâles, cette sensation voluptueuse qu'on appelle communément la jouissance, C'est le passage du sperme dans ces canaux qui est la cause de cette sensation.

DU CANAL DE L'URÈTRE

Après avoir parcouru les canaux que nous venons de citer, le sperme arrive au canal de l'urètre, par lequel il est émis comme l'urine ; mais par suite d'un mécanisme spécial; les deux liquides ne peuvent se mélanger, le passage de l'urine étant interdit au moment de celui du sperme.

Le canal de l'urètre est placé à l'intérieur de la verge. D'une très grande élasticité, il est sujet aux rétrécissements, de telle sorte que le passage de l'urine et du sperme, dans le cas de blennorrhagie, cause un malaise qui a fait donner à cette maladie le nom de *chaude-pisse*. La douleur ressentie pendant l'acte urinaire est en effet, celle d'une brûlure.

L'intérieur du canal de l'urètre est tapissé d'une muqueuse qui secrète une liqueur purulente pendant toute la durée de la blennhorragie.

DE LA PROSTATE ET DES GLANDES DE COWPER

Ces glandes sont placées au-devant du col de la vessie. Elles ont pour but de faciliter la copulation en secrétant un liquide lubrifiant qui par la même occasion protège tous les éléments fécondants du sperme.

De ces glandes, la prostate est incontestablement la plus importante. Elle est sujette à des maladies vénériennes assez douloureuses, dont la gravité et la fréquence sont à redouter.

DU MEMBRE VIRIL, VERGE OU PÉNIS

Le membre viril est l'organe excitateur mâle destiné à porter la semence dans les organes de la femme.

Il est, je crois, inutile d'en faire une longue description, tout le monde le connaissant de vue ou autrement (au moins parmi les gens mariés.)

Trois parties dans la verge : à l'intérieur, le *canal de l'urètre;* à l'extérieur, le *pénis proprement dit* et la peau.

Dans le pénis, il faut distinguer la base de la verge et le *gland* séparés par un rebord appelé *couronne.*

La couronne est d'une sensibilité très grande. C'est l'organe excitateur par excellence.

L'extrémité de la peau qui recouvre le gland est le *prépuce.*

IV. — Appareil génital de la Femme

Il est utile de signaler le rapprochement qui s'impose entre les organes génitaux de l'homme et de la femme.

C'est ainsi qu'au point de vue du rôle qu'ils jouent, on peut établir une ressemblance sensible entre :

Le sperme et *l'ovule.*

L'ovaire et les *testicules.*

La matrice et les *vésicules séminales.*

Le vagin et le *pénis.*

La vulve et le *prépuce.*

Nous étudierons donc chacun de ces organes dans cet ordre de similitude.

DE L'OVULE

L'ovule est une petite vésicule arrondie n'ayant pas plus de un à trois dixièmes de millimètre et par conséquent microscopique. Son enveloppe est assez épaisse, quoique transparente. Son contenu est opaque et, au centre, on distingue un noyau relativement volumineux.

L'ovule est le germe que le sperme doit féconder ; c'est une secrétion des ovaires, comme le sperme est une secrétion des testicules.

DES OVAIRES

L'ovaire est un corps de forme ovoïde, aplati sur ses deux faces, long de trois à cinq centimètres, sur un à deux centimètres de large : il y a deux ovaires, un de chaque côté du ventre.

Dans la couche superficielle de l'ovaire se trouvent de petites poches, qu'on nomme *ovisacs* ou *vésicules de Graaf.*

Ce sont ces vésicules qui produisent l'ovule.

Tous les vingt-huit jours (treize fois par an environ) cet œuf augmente de volume et rompt par pression la tunique de la vésicule qui le contient. Il s'échappe au dehors.

Il s'engage alors dans un conduit appelé *Trompes de Faloppe* ou *oviducte* et pénètre dans la matrice. De là, s'il n'est pas fécondé, il est expulsé avec le sang mensuel et, grâce à son volume microscopique, passe complètement inaperçu.

DES TROMPES DE FALOPPE

Les trompes de Faloppe ou *oviducte* forment un canal qui, de chaque côté de la matrice, amène l'ovule qui s'est détaché de sa vésicule.

La longueur de ce canal est d'environ quatorze centimètres. Vers les ovaires, elles s'élargissent flottantes et découpées en languettes et forment le pavillon de la trompe. C'est par ce pavillon que pénètre l'ovule pour s'engager dans le canal proprement dit jusqu'à la matrice.

DE LA MATRICE

Située sur la ligne médiane du bas-ventre, la matrice est un organe creux, destiné à recevoir l'ovule, à loger le fœtus qui en provient pendant tout le temps de la gestation.

Il est placé entre la *vessie* et le *rectum*. Il a la forme d'une poire renversée.

La partie la moins large de cette poire, partie inférieure, constitue le *museau de tanche* ou *col de la matrice.*

Le col de la matrice s'ouvre dans le vagin. Il est percé d'une fente ou conduit communiquant avec l'intérieur et de dimensions variables, selon que la femme a eu ou non des enfants.

Ce conduit est muni d'aspérités disposées comme les barbes d'une plume et qui facilitent ainsi l'introduction du sperme.

DU VAGIN

Le vagin et le pénis sont les deux organes par excellence de la copulation de l'homme et de la femme.

Le vagin est un canal tapissé d'une membrane, comme le pénis, très sensible, très extensible ; il a une longueur de quatorze à seize centimètres.

Entre la vessie et le rectum, il s'étend du museau de tanche à la vulve. Comme nous l'avons déjà dit, il fait saillie dans la vulve par une fente plus ou moins allongée suivant que la femme a eu ou non des enfants.

A l'intérieur du vagin se trouvent de nombreuses rugosités entrecoupées de plis saillants qui ont pour but d'augmenter la sensation du frottement pendant la copulation.

Le tissu membraneux dont il est formé est spongieux et érectile au même degré que le pénis.

De même que le canal de l'urètre sert de passage au sperme et à l'urine, dans le pénis, de même le canal de l'urètre dans le vagin permet d'introduire le sperme et d'évacuer l'urine.

Mais ici, le canal de l'urètre se trouve placé tout près de la vulve, en haut, à son ouverture.

C'est ce qui explique comment l'urine, après le coït, vu la position de ce canal, position indépendante du siége de la fécondation, ne peut entraîner avec elle le sperme introduit dans le vagin.

DE LA VULVE

La vulve constitue la partie extérieure des organes génitaux.

Elle est formée du *pénil* ou *mont de Vénus*. Cette partie est plus ou moins saillante et, à l'âge de puberté, elle se recouvre de poils ; les *grandes lèvres* sont constituées de replis membraneux et forment la partie latérale de la vulve ; sur la face interne des grandes lévres sont les *petites lèvres* aux replis muqueux, au milieu desquels se trouve le *clitoris*, communément désigné sous le nom de *bouton*. Cet organe rappelle, par son érectilité, la sensibilité du gland de la verge.

Enfin, la vulve comprend encore le *meat urinaire* et la *membrane hymen*.

La sensation voluptueuse de la femme a son siége dans la vulve et plus particulièrement dans la partie presque saillante de la vulve appelée *clitoris*.

C'est ce qui explique que, chez la femme, les caresses superficielles peuvent provoquer la jouissance sans qu'elle soit le résultat de l'acte copulatif.

DES GLANDES VULVO-VAGINALES

Il arrive parfois, au milieu des transports de la volupté que la femme, de même que l'homme secrète un liquide onctueux, filant qui facilite le coït, tout en lubrifiant les organes copulateurs.

C'est le rôle des glandes vulvo-vaginales placées à l'intérieur de la vulve, depuis l'ouverture jusqu'au vagin.

A l'instar des vésicules séminales de l'homme, il peut se faire que ces glandes, par l'émission saccadée de cette liqueur lnbrifiante, semblent elles aussi amener une éjaculation. Cependant cette sécrètion n'a rien de commun avec l'éjaculation masculine.

Tels sont les organes profonds de la génération dans les deux sexes. Nous avons expliqué brièvement leur rôle individuel ; il nous reste à montrer de quelle façon les organes génitaux de l'homme et de la femme se comportent les uns à l'égard des autres pour arriver aux phénomènes de la fécondation et de la conception.

V. Mécanisme et théorie de la conception

Nous avons constaté l'extrême rapidité avec laquelle se mouvaient les spermatozoaires, Grâce à cette particularité, grâce aussi peut être à une sorte d'attraction exercée sur eux par la matrice, ces filaments microscopiques portés avec le sperme dans les organes génitaux externes de la femme arrivent dans la matrice.

Ils rencontrent dans leur trajet l'œuf ou l'ovule qui s'est détaché de sa vésicule et, c'est de ce contact intime que résulte la *fécondation.*

De tous les spermatozoïdes qui sont portés par le sperme, il n'en est qu'un seul qui franchisse la membrane enveloppant l'ovule. Les autres restent à la surface de ce cette membrane.

Après avoir pénétré dans cette membrane, le spermatozoaire laissant sa queue étouffée, s'avance jusqu'au centre même de l'œuf. Il n'a plus que sa tête qui se lie intimement avec l'œuf au point de ne plus former qu'un seul et unique corps ou noyau arrondi, qui se développe dans la matrice.

Tels sont les principaux phénomènes de la fécondation. Nous voyons que celle-ci est le résultat du contact, de la fusion intime ou spermatozoaire du sperme avec l'œuf détaché de l'ovaire. Ce contact est amené le plus souvent par la copulation. Mais, comme nous le verrons plus loin, le coït n'est pas une condition *sine qua non* de la fécondation. Nous en verrons la preuve dans le phénomène de la *fécondation artificielle.*

En second lieu, il est bien évident que la fécondation échappe complètement à l'influence des deux générateurs. Il n'est pas au gré de leur volonté de favoriser ou d'empêcher la fécondation, s'ils n'ont pas pris avant le contact de l'ovule et du spermatozoaire, toutes les précautions que nous indiquerons.

Quand bien même la femme se refuserait à un acte copulatif, si elle est prise de force, la fécondation peut avoir lieu. Enfin, c'est une erreur de croire que la femme doive éprouver une sensation toute particulière lorsqu'elle est fécondée.

La sensation voluptueuse qui accompagne tout rapport sexuel peut ne pas avoir lieu, et la fécondation se produire quand même. Il est bien évident que cela arrive, par exemple, dans les cas de viol, c'est-à-dire, dans des conditions beaucoup plus douloureuses qu'agréables. La jeune mariée qui vient d'être déflorée n'a éprouvée que souffrance et, cependant, elle peut être fécondée dès le premier rapprochement.

Un philosophe anglais nous rapporte qu'au moment précis où sa mère reçut la semence prolifique, à laquelle il dût d'être au monde, celle-ci demandait au père qu'elle heure il pouvait bien être. C'est dire qu'elle n'avait pas dû éprouver ni grande émotion, ni sensation bien sensible.

Quelles que soient donc les conditions dans lesquelles se produit le contact de l'ovule et du spermatozoïde, la fécondation a lieu aussitôt qu'il s'est opéré. Il n'est pas besoin, pour cela que cette rencontre se fasse aussitôt après le coït. Nous savons que le spermatozoaire peut vivre de huit à dix jours, dans la matrice. Il peut donc y attendre le passage d'un œuf avec lequel il puisse se lier.

C'est là tout le secret de la fécondation et par suite de la conception.

VI. — Réticences amoureuses

Nous ne saurions trop recommander ici à nos lecteurs toute l'attention dont ils sont capables, car nous arrivons au véritable sujet de cette première partie de l'ouvrage.

On entend par *réticences amoureuses* les différents procédés employés pour arriver à une stérilité volontaire.

Tous ces procédés, quels qu'ils soient, doivent avoir le même but, empêcher l'ovule d'entrer en contact avec le spermatozoaire, ou plutôt d'arrêter, ce dernier dans sa marche ascendante vers la matrice.

Disons tout de suite que parmi les nombreux procédés que nous allons citer, il en est un grand nombre que nous ne conseillerons pas à nos lecteurs, soit parceque leur utilité nous semble douteuse, soit parceque leur usage peut avoir une influence néfaste sur le tempérament des procréateurs.

Tout d'abord on a constaté que c'est aux époques menstruelles (quelques jours avant ou après) que la fécondation a le plus de chance de s'effectuer. Cela s'explique facilement. C'est en effet à ces moments là que l'ovule rompt la graine qui l'enferme dans sa vésicule pour commencer sa marche descendante. Si le spermatozoaire amené par le sperme est lancé à ce moment là vers le col de la matrice, le contact, la fusion des deux éléments mâle et femelle doit s'opérer beaucoup plus rapidement. La fécondation est donc hâtée par cela même.

S'abstenir de la copulation à l'époque, des menstrues de la femme est donc une précaution prudente pour éviter la conception.

Est-ce une précaution bien sûre ? Il serait téméraire de l'affirmer.

En effet, chez la femme, la mieux portante, les irrégularités des menstrues sont chose fréquente. Il est des phénomèmes physiques et psychiques qui avancent ou retardent l'apparition des règles ; les changements d'air, de température, les voyages, les impressions causées par la peur, la joie, la douleur, etc., etc.

Il est donc impossible de prévoir, à quelques jours près, l'apparition des menstrues et partant, l'époque où il serait utile de s'abstenir du coït.

Lorsque la femme a une vie régulière et paisible, lorsqu'elle peut éviter les ennuis ou des émotions de quelques nature qu'elles soient, ce procédé a des chances de réussite, sans être d'une absolue garantie.

Malgré cette dernière restriction, il est encore préférable à celui qu'emplaient certaines gens pour éviter la fecondation et qui consiste à empêcher l'éjaculation de se produire à l'intérieur des organes génitaux de la femme.

Il en est, en effet. qui s'efforcent d'égarer le sperme dans le cul de sac formé par le museau de tanche et les parois du vagin. Outre que ce procédé peut avoir des influences dangereuses sur l'organisme et, en particulier, sur le systéme nerveux, il n'offre pas non plus une sécurité complète. Le spermatozoïde peut avoir assez de vigueur et de vitalité pour se cramponner aux organes sur lesquels il tombe et se diriger vers la matrice.

Pour les mêmes raisons, je n'engagerai pas mes lecteurs à prendre différentes postures plutôt favorables que nuisibles à la fécondation, bien qu'elles soient préconisées par la tradition comme étant anticonceptionnelles.

La position dite *à retro*, par exemple, est de celles-là, le pénis étant mis en contact plus directe avec la matrice. Il en de même de la copulation effectuée debout ou assis.

Il reste donc le cas où l'éjaculation est complètement supprimée, c'est-à-dire le cas où le mâle se retire au moment dit psychologique.

Ce procédé offre encore un double inconvénient.

D'abord, l'éjaculation se produit au moment où la jouissance approche, c'est-à-dire à l'instant précis où l'homme commence à ne plus être complètement maître de sa volonté. Or, avons-nous dit, l'éjaculation s'effectu par jets saccadés, il arrive très souvent que quelques-uns de ces jets passent inaperçus et que quelques gouttes de sperme soient introduits malgré la volonté du procréateur.

En second lieu, les jouissances de l'acte sexuel sont transformées en de véritables douleurs par suite de ce coït à sec. Pendant toute la durée de l'acte, l'homme est préoccupé du moment psycologique : il doit se faire violence sur lui-même au moment où il se retire et cette exonération influe d'une façon néfaste et peut causer un véritable ébranlement du système nerveux.

Enfin, ce procédé, peu commode, est répugnant en lui-même. Aussi nous garderons-nous bien de le préconiser.

En résumé, nous n'avons donné jusqu'ici que des procédés préventifs anticonceptionnels n'offrant pas une sécurité absolue et de plus présentant quelques-uns, du moins, des inconvénients notables dans leur emploi.

Notre rôle, je dirais même plus, notre devoir, est de signaler maintenant différents instruments qui rendent la fécondation sinon impossible, du moins, selon le degré de perfectionnement, de plus en plus difficile.

VII. — Des différents instruments servant aux réticences amoureuses

Tous les instruments que nous allons signaler ont tous le même but, isoler le spermatozoaire et empêcher sa rencontre avec l'ovule.

Nous allons les décrire, par ordre d'efficacité, et nous établirons ensuite dans un chapitre spécial une comparaison consciencieuse de leur efficacité.

Les uns sont simplement anticonceptionnels c'est-à-dire qu'ils ne peuvent servir qu'à la femme qui pour une raison quelconque, veut éviter la grossesse : ce sont l'*éponge*, le *capuchon*, et le *préservatif ovule*.

Les autres sont à la fois anticonceptionnels et préservatifs contre les maladies vénériennes. Ce sont : le *condom* ou *capote anglaise* et l'infaillible.

Pour chacun de ces instruments, nous avons fait faire un croquis qui peut en donner une idée et qui facilitera certainement l'intelligence des explications sur la manière de s'en servir.

DU CONDOM

Il n'est pas un jeune homme qui ne connaisse, pour en avoir entendu parler, ou même pour s'en être servi personnellement, l'invention d'un docteur anglais du nom de Condom, invention dont le but était de préserver l'homme des maladies vénériennes, la femme de la fécondation.

Cet instrument qui porte le nom de l'inventeur, est plus connu sous le nom de *capote anglaise*.

C'est un sac élastique, présenté sous deux formes différentes :

L'un, en baudruche, de forme allongée, rappelant celle de la verge qu'il doit recouvrir, est muni d'un cordonnet qui permet de le fixer à la base du pénis.

L'autre, en caoutchouc dilaté, est roulé autour d'une rondelle élastique qui le maintient sur le visiteur et l'empêche de glisser pendant la copulation.

Enfin, copiée sur ces deux formes, il en existe une troisième, dans ce qu'on appelle le *bonnet fin de siècle*, également en caoutchouc dilaté. Il se différencie des deux précédents, en ce qu'il ne recouvre que le gland de la verge.

L'éjaculation se produit à l'intérieur de ces trois sacs.

DE L'ÉPONGE

L'emploi de l'éponge est un procédé commode de réticences amoureuses.

De forme à peu près sphérique, sa grosseur doit être proportionnée aux dimensions du vagin. Elle doit être fine, tenue, et ne pas présenter d'aspérités trop rugueuses.

L'emploi de l'éponge exige des précautions toutes particulières qu'il est utile de mentionner.

On doit procéder tout d'abord à un examen minutieux de la propreté de l'éponge. Pour plus de sûreté, on la plonge dans un antiseptique, de l'eau de Van Swieten, par exemple. L'éponge prend alors toutes ses propriétés élastiques et, par la moindre pression, son volume diminuant facilement, l'introduction en devient beaucoup plus facile.

La facilité d'introduction est encore rendue plus grande si l'on a le soin d'enduire les parties d'abord, l'éponge ensuite d'un corps gras et lubrifiant. Nous conseillons à nos lecteurs d'employer, à cet effet, une pommade spécialement affectée à cet usage, la *pommade Virgo*.

Ce corps gras remplace, avant le coït, la liqueur secrétée quelquefois par les glandes vulvo-vaginales. L'emploi de cette pommade favorise non-seulement l'introduction de l'éponge, mais encore en facilité l'extraction. Elle a de plus l'avantage de reserrer les tissus, et partant de raffermir les chairs. Elle dispose donc davantage à tous les raffinements de volupté.

Ainsi préparée, l'éponge saisie entre le pouce et l'index, est introduite à l'entrée du vagin, après avoir écarté de l'autre main les lèvres de la vulve. On la pousse ensuite plus profondément avec le doigt. Pendant cette opération, la femme doit être couchée sur le dos, dans la position normale du coït.

Il est bien évident que c'est avant le coït et autant que possible, avant les préludes de l'acte sexuel, que l'éponge doit être introduite.

En effet, si, après les caresses et les attouchements préliminaires, on venait à introduire l'éponge, celle-ci pourrait entraîner avec elle les mucosités produites sous l'influence de l'éréthisme des organes de la femme. Ces mucosités entraînées, outre qu'elles laissent derrière elles les organes desséchés et, par conséquent, peu disposés à la volupté, pourraient apporter dans le vagin et au col de la matrice quelques surgescences ou quelques érosions.

Grâce à l'éponge, l'homme et la femme peuvent s'adonner, jusqu'au bout, sans craintes sérieuses, avec une présomption de sécurité absolue, à tous les délices de la volupté, à tous les transports de leur amour.

En effet, grâce à son élasticité, l'éponge prend la forme du vagin dont elle presse les parois de toutes parts. Elle intercepte donc toute communication entre la matrice et le vagin et rend la fécondation bien difficile, sinon impossible. Les spermatozoaires doivent forcément, en effet, venir se buter contre elle, qui, lorsqu'on la retire, les rejette au dehors.

Lorsque l'on a introduit l'éponge le soir, avant de se coucher, il faut avoir soin de l'enlever, le matin, au lever, en procédant à sa toilette. Quand elle est employée pendant le jour, il faut l'enlever aussitôt après le coït, car le frottement occasionné par la marche ou divers autres mouvements pourrait produire dans le vagin un échauffement ou une irritation néfastes.

L'extraction de l'éponge se fait très facilement. Il est même plus commode pour la femme de se charger elle-même de ce soin. Accroupie, les cuisses écartées, elle saisira sans peine l'éponge entre ses doigts.

Il peut arriver cependant que, pendant le coït, la verge ait repoussé l'éponge trop profondément pour pouvoir la saisir avec les doigts. On peut alors se servir soit d'une pince affectée à cet effet, soit simplement d'un de ces gaufres de lingère qui servent à tuyauter les bonnets, pourvu qu'on ait le soin d'en recourber les extrémités.

D'ailleurs, il est beaucoup plus commode de se servir des éponges vendues dans le commerce. Celles-ci, en effet, sont munies d'un ruban de soie, d'un cordonnet ou d'un filet également en soie, qui permettent d'extraire l'éponge très facilement sans occasionner la moindre gêne ni pour l'homme ni pour la femme.

L'éponge peut s'employer seulement lorsque la femme n'est plus vierge. Pour la vierge, on doit se servir, avant d'introduire l'éponge, d'un ovule anticonceptionnel dont nous parlerons à propos du préservatif ovule.

DU CAPUCHON

Le capuchon est un instrument en caoutchouc dont

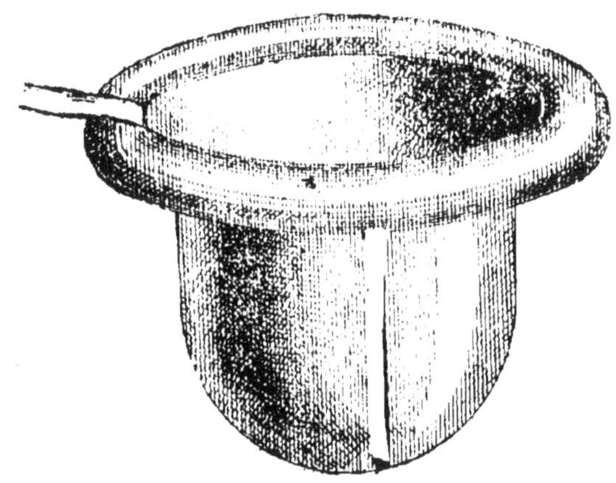

la forme est sensiblement celle d'un chapeau mou. Le bord de ce chapeau est assez résistant, tandis que la partie supérieure demi-sphérique est beaucoup plus mince et plus molle.

Son rôle est exactement le même que celui de l'éponge. On doit le choisir, comme l'éponge, d'une dimension proportionnée à celle des organes. Comme elle, il intercepte toute communication entre le vagin et la matrice.

L'introduction du capuchon s'effectue de la même façon que celle de l'éponge.

On aplatit le bord du chapeau entre le pouce et l'index. On l'introduit perpendiculairement entre les lèvres de la vulve, la face concave en avant, du côté du col de la matrice. On le pousse ensuite avec le doigt dans l'intérieur du vagin, le plus loin possible jusqu'au museau de tanche, de façon à ce qu'il s'y applique de toutes parts et qu'il en intercepte l'entrée.

Cette introduction doit être facilitée comme pour l'éponge en enduisant le bourrelet du chapeau de la *pommade Virgo*.

Il est à remarquer que le capuchon poussé avec le doigt se relève de lui-même et s'applique verticalement pour fermer l'ouverture du museau de tanche.

Tout ce qui a été dit de l'éponge peut être répété au sujet du capuchon. Nous verrons plus loin cependant les avantages de ce dernier sur l'autre.

DE L'INFAILLIBLE

L'*infaillible* est le capuchon perfectionné. Le bour-

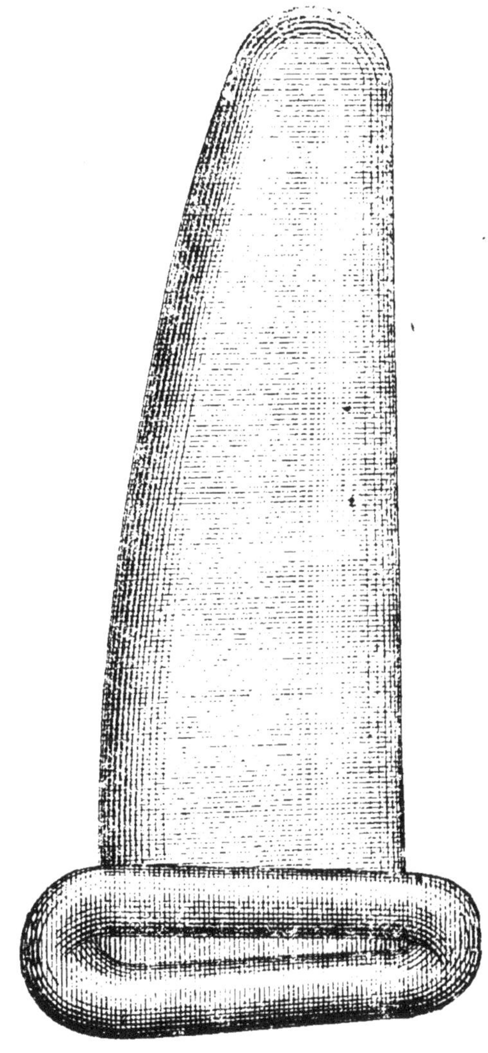

L'INFAILLIBLE

relet du chapeau a une forme moins sphérique et tout en étant aussi résistant, est plus mœlleux et plus doux au toucher.

Il est en un caoutchouc dilaté extrêmement souple. La partie supérieure du chapeau a une forme plus allongée et laisse plus de jeu au membre viril.

Il a même un autre but que d'empêcher la fécondation. Il est en même temps pour l'homme un préservatif contre les contacts douteux.

Son introduction s'effectue comme précédemment. Il vient s'appliquer contre le col de la matrice et intercepte toute communication du vagin avec l'utérus.

On doit prendre la précaution pour faciliter l'entrée de cet appareil, d'enrouler la partie supérieure du chapeau entre les lèvres du bourrelet. On en diminue ainsi le volume et on l'introduit plus commodément.

DU PRÉSERVATIF OVULE

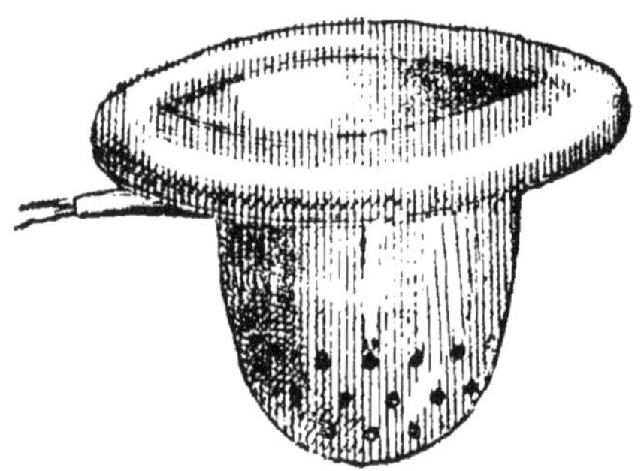

Le préservatif ovule, comme nous le verrons dans le chapitre suivant, est l'instrument le plus perfectionné.

Grâce à lui, la fécondation est rendue absolument impossible.

Il a d'abord tous les avantages du capuchon, puisqu'il a la même forme que lui.

En second lieu, la partie supérieure du chapeau est percée de nombreux petits trous qui la font ressembler à une écumoire. Latéralement, est pratiquée une petite ouverture pouvant donner passage à un ovule.

L'ovule est une petite pastille composée de beurre de cacao et d'un produit lubrifiant contenant une liqueur antiseptique et anticonceptionnelle.

Le préservatif ovule s'introduit de la même manière que le capuchon. Aussitôt introduit, l'ovule fond : la liqueur provenant de la fusion tue les spermatozoaires au fur et à mesure de l'éjaculation. Le chapeau ne sert qu'à arrêter les zoospermes pendant que la liqueur formée par l'ovule accomplit son rôle destructeur.

D'après le tableau suivant, tableau comparatif de l'efficacité des divers instruments que nous venons de présenter aux lecteurs, il est facile de voir que c'est le préservatif ovule qui présente toutes les conditions de la sécurité la plus absolue.

VIII. — Efficacité comparée des divers appareils aptes à éviter la conception

De tous les instruments que nous venons de décrire, à part l'*infaillible* et le *préservatif ovule*, il n'en est aucun qui, malgré *leur utilité incontestable* et *leur efficacité réelle*, puisse *offrir des garanties absolues de sécurité en amour.*

Le *condom* ou *capote anglaise* est d'un emploi moins utile que les autres.

En effet, il arrive assez fréquemment, par suite de la fragilité de la baudruche et de l'ardeur apportée dans la copulation que la capote se crève ; ou entraînée par le frottement elle glisse et abandonne le pénis. Le copulateur ne s'en aperçoit même pas le plus souvent. Dès lors la précaution n'en est plus une.

En admettant même que la baudruche résiste, il faut convenir qu'elle atténue considérablement la volupté. De plus, en fermant et en comprimant même le *méat-urinaire* elle rend l'éjaculation pénible et quelquefois douloureuse. Le canal de l'urètre se gonfle et s'emplit. Desengorgements sont à redouter.

Il est vrai que ce dernier inconvénient disparaît avec la capote munie d'un réservoir où se déverse le sperme Il n'en est pas moins vrai que les autres inconvénients demeurent ; ce qui justifient jusqu'à un certain point le jugement d'un compétent syphiliographe qui appelait la capote « un mauvais parapluie que la tempête peut crever ou se déplacer, et qui, garantissant mal de l'orage, n'empèche point les pieds de se souiller. »

Nous terminerons avec la capote par cette réflexion d'une femme célèbre : « Le condom est une cuirasse contre le plaisir, une toile d'araignée contre le danger. »

L'éponge offre à la fois plus de commodités et aussi plus de garantie.

Pourtant les précautions à prendre dans la préparation de son emploi sont méticuleuses et longues. Si ces précautions sont négligées ou insuffisamment prises, de graves inconvénients peuvent en résulter.

Il est incontestable que l'emploi d'une éponge rude et grossière, mal nettoyée peut amener dans le vagin des turgescences ou des irritations. Il est certain que le séjour tro prolongée de l'épongé dans le vagin peut être la source d'inflammation de matrice très dangereuse. Mais ces inconvénients, comme on le voit, sont sur tout le résultat d'imprudences ou de négligences.

Quant à son efficacité réelle, il peut arriver (je dois dire que c'est l'exception) qu'il se trouve parmi les zoospermes un filament assez vivace, assez vigoureux pour traverser l'éponge et opérer sa jonction avec l'ovule. Dans ce cas, l'attente est trompée, l'éponge ne donne pas le résultat promis. C'est l'exception peut être, mais enfin c'est un cas qui se présente.

Le capuchon est encore plus commode que l'éponge et offre autant de garantie.

Il n'exige pas de préparation aussi minutieuse que l'éponge ; il est d'un nettoyage plus facile et il n'est pas susceptible d'acquérir cette odeur aigre et pénétrante qu'un séjour prolongé dans le vagin communique à l'éponge. D'un autre côté, la femme, peut sans aucun des inconvénients signalés à propos de l'éponge le conserver dans ses organes. A l'instar des pessaires, le capuchon peut lui servir de support, sans causer la moindre irritation.

Il est plus sain, cependant de ne pas le conserver, trop longtemps. La toilette intime serait incomplète car le capuchon empêcherait le lavage à grandes eaux de la matrice en même temps que des autres organes copulateurs.

Il faut remarquer que, le capuchon doit être soigneusement introduit et doit bien s'appliquer contre le col de la matrice. Sans cela un mouvement trop brusque pourrait le faire dévier et rendre inutile ses propriétés préventives.

Cet inconvénient n'est plus à redouter dans l'infaillible, qui offre aussi l'avantage de ne point atténuer du tout la sensibilité. C'est ce qui rend cet instrument précieux presque au même titre que le préservatif ovule.

C'est cependant vers ce dernier que doivent aller les préférences. Car, nous l'avons vu, tout en offrant les mêmes garanties que les précédents appareils, il présente la sécurité la plus absolue par l'emploi de l'ovule et ses effets *destructeurs* et *inoffensifs*.

Tous ces appareils, malgré leur efficacité et leur utilité, ne doivent pas faire négliger une opération importante, indispensable non seulement au point de vue de l'hygiène, mais encore au point de vue des précautions anticonceptionnelles. Je veux parler de l'injection et de son rôle capital.

IX. — Du rôle capital de l'injection

Non seulement l'hygiène, mais encore la simple prudence exige un emploi fréquent des injections.

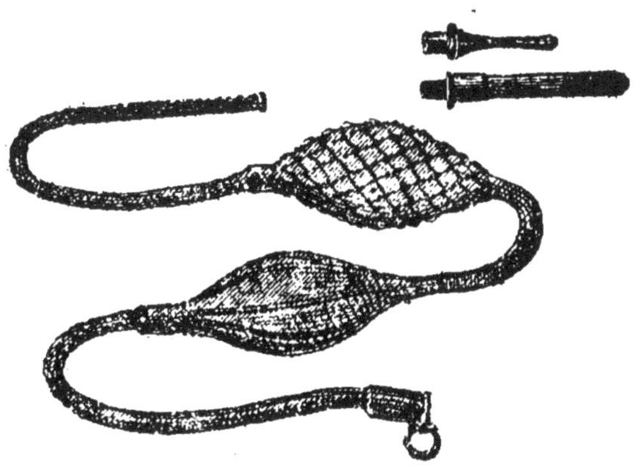

Par suite des sécrétions renouvelées et indépendantes de la volonté que produisent les organes génitaux il s'en dégage parfois une odeur aigre et pénétrante peu apte à favoriser les rapports conjugaux. Les ardeurs sensuelles de l'homme, sont souvent considérablement contenues par ces émanations intimes. Il faut, comme Henri IV, une aberration singulièrement dépravée des sens, pour trouver dans ces laisser aller d'hygiène et de propreté un raffinement d'excitation érotique.

Le rôle de l'injection a un triple résultat; c'est un talisman précieux contre l'infidélité du mari, contre la désunion du ménage; c'est un remède souverain contre toutes les maladies intimes : c'est enfin une précaution très efficace contre la fécondation.

La propreté la plus raffinée, comme une coquetterie savamment variée est un élément de garantie de bonne entente et d'amour partagé.

Il est évident, d'autre part, que les ablutions fréquentes préservent la femme de bien des maladies provenant de l'accumulation de sécrétions qui deviennent purulentes si leur séjour sur une muqueuse ou une membrane devient trop prolongé.

Enfin, l'injection est un complément très efficace de la fraude dans la copulation.

Nous avons vu, en effet, que les zoospermes s'accomodaient mal d'un changement brusque de température et le simple contact avec une eau froide peut suffire quelquefois à les rendre inféconds.

Assurément, l'injection ne peut pas suffire quelquefois à atteindre tous les spermatozoaires. Mais si ces derniers ont été préalablement arrêtés par un des appareils signalés, l'injection vient apporter encore un surcroît de garantie.

Il n'est pas inutile, croyons-nous, de signaler quelques injecteurs particulièrement commodes et efficaces contre la fécondation.

Sans doute, l'emploi du bock est hygiénique, mais il n'a pas toujours une pression suffisante pour que l'eau servant aux ablutions soit mise en contact avec la matrice elle-même. Il est préférable d'employer l'injecteur à jet continu, *système Aga*, qui seconde d'une façon très efficace, les précautions préalablement prises avec l'éponge ou l'un des préservatifs préconisés. Il a, de plus, cet avantage sur les autres injecteurs, c'est que son jet est continu et, par suite, l'eau entraîne immédiatement et sans interruption, en nettoyant les parties de la femme, toutes les impuretés et les germes fécondants qui peuvent exister.

Enfin, on peut additionner l'eau des ablutions (quoique à une dose raisonnable) d'un vinaigre de toilette, dont l'acide atteint directement les spermatozoaires qui pourraient séjourner dans le vagin.

Pendant les menstrues, il faut éviter d'employer pour les injections une eau trop froide. D'ailleurs, l'hygiène seule impose au mari de s'abstenir pendant cette période de tout rapport sexuel avec sa moitié.

X. — Conclusion

De tout ce qui précède, il est facile de conclure qu'il est non seulement possible, mais encore facile de limiter à son gré le nombre de ses enfants.

Tous les appareils signalés suffisent pour obtenir ce résultat, pourvu que leur emploi soit suivi d'une injection intelligemment prise.

Détails importants à signaler, il faut non seulement que l'injection soit prise après l'extraction du préservatif employé, mais encore, on doit avoir le soin de nettoyer immédiatement le préservatif après l'avoir retiré.

Cette sécurité dans l'amour étant enseignée, il est bon de mettre en garde les époux contre l'abus qu'ils pourraient en faire.

Qu'ils ne perdent jamais de vue ce principe que cet abus les fatigue et les épuise à la longue.

Nous enseignons les moyens de limiter la progéniture, mais de la limiter *selon les ressources de la famille.*

Le devoir des époux, devoir sacré s'il en fût, est de profiter de la vigueur de la jeunesse et de la santé robuste du jeune âge pour avoir de beaux et vigoureux enfants.

Il ne faut pas vider jusqu'au fond la coupe des voluptés ; il est nécessaire de songer non seulement à l'avenir de la famille, mais à la sécurité de la patrie.

Vivre pour le plaisir a son bon côté, mais aussi son mauvais côté. Si, assurés d'une sécurité complète, les amants ou les époux se livrent aux débordements effrénés d'une passion raffinée et violente, ils risquent fort de compromettre non seulement leur avenir, mais encore leur santé.

Les excès vénériens ont, en effet, une influence néfaste sur le système nerveux, et les maladies, qui en sont les conséquences, conduisent souvent à la folie, fléau plus redoutable que la mort.

En tous cas, ces abus auraient pour résultat le plus bénin de transformer leur stérilité volontaire et temporaire en stérilité définitive et quelquefois irrémédiable.

Prudence est mère de sûreté, sans doute, mais l'excès en tout est un défaut.

TROISIÈME PARTIE

SOMMAIRE

I. — Des Maladies vénériennes

Nous estimons être utile au public, en exposant brièvement, mais clairement, non seulement les manifestations des maladies secrètes provenant de l'acte vénérien, mais encore toutes les conséquences désastreuses de ces maladies.

Chose étrange, il nous est arrivé bien souvent de rencontrer certains jeunes gens, même parmi ceux qui ont reçu une instruction soignée, qui ignoraient jusqu'à la nature du mal dont Vénus les avait frappés. Les uns, d'un caractère insouciant et léger, ne tenaient aucun compte d'un premier avertissement de la nature, et se livraient, comme par le passé, à leurs excès de toutes sortes. Il en résultait immédiatement pour eux une aggravation sérieuse et quelquefois irrémédiable d'un mal qu'ils auraient pu enrayer s'ils en avaient connu les causes et médité les conséquences. Les autres, s'effrayant à tort et perdant la tête, s'adressaient à mille conseillers soi-disant plus expérimentés qui leur distribuaient recettes sur recettes, plus efficaces les unes que les autres et que le patient, dans son ombrageuse confiance, suivait systématiquement et la plupart du temps... au détriment de sa santé.

Les uns et les autres avaient un tort et un grand tort, celui de ne pas surmonter la fausse honte qui les empêchait de se confier à un médecin.

Il est, en effet, bien dangereux de traiter à la légère et sans autre expérience que celle qu'on emprunte à des conseils d'amis, des maladies aussi sérieuses, aussi fécondes en graves conséquences que les maladies vénériennes.

Toutes, en effet, ont pour résultat désastreux d'occasionner un empoisonnement du sang. Aussi ont-elles pour caractéristique terrible d'être contagieuses. Et même, si l'empoisonnement, au lieu de se localiser, devient général, cette contagion devient héréditaire.

Ce n'est donc pas seulement la société actuelle qui est menacée des atteintes de ce fléau, c'est la génération future.

La médecine, en dépit des grands progrès qu'elle a faits et qu'elle fait tous les jours, n'a pas encore trouvé un remède assez efficace pour la guérison radicale de la syphilis. Quant à la blennorrhagie ou chaude-pisse, on est parvenu à enrayer tous ses effets et toutes ses transformations.

Nous n'étudierons que ces deux maladies vénériennes. Toutes les autres n'en sont, en effet, que les suites. Nous commencerons par la blennorrhagie, plus commune et plus négligée que la syphilis.

II. — De la Blennorrhagie ou chaude-pisse

Le siége de cette maladie se trouve sur la membrane qui tapisse le canal de l'urètre chez l'homme, le vagin chez la femme.

On est parvenu ces dernières années à découvrir et à étudier le microbe qui engendre cette maladie et on a pu, par cela même, déterminer les différentes causes qui en favorisent la naissance et le développement.

Causes de la Blennorrhagie. — Ces causes ont des sources nombreuses et variées.

La plus naturelle, sans doute, est le contact avec des organes infectés. La contagion ne tarde pas alors à s'opérer. Mais la blennorrhagie peut parfaitement se déclarer entre personnes saines, sous l'influence de circonstances contre lesquelles il est bon de mettre en garde les lecteurs.

Il est avéré que les relations sexuelles sont dangereuses immédiatement après les règles, à plus forte raison si elles ont lieu pendant la période menstruelle.

Les coït trop répétés ou prolongés outre mesure

sont des causes d'échauffements des organes à la suite desquels peuvent se produire des écoulements précurseurs de la chaude-pisse.

Les excès d'alcool ont une influence néfaste ainsi que l'assimilation exagérée de certains mets tels que les asperges, les artichauds et en général tous les condiments fortement épicés absorbés avec le vinaigre. Cette influence s'exerce de préférence sur des tempéraments lymphatiques ou herpètiques.

Signalons aussi le mauvais état de propreté des organes sexuels et les maladies qui en découlent, telles que les flueurs blanches, les ulcères du vagin, les rétrécissements du canal de l'urètre, les dartres, les scrofules, etc., etc.

Certaines natures sont exposées plus que d'autres aux accidents blennorrhagiques par la conformation particulière de leurs organes. C'est ainsi que l'allongement du méat urinaire, formant godet, favorise l'amas et le séjour du virus infectant.

Enfin, il est un vice honteux, trop répandu malheureusement parmi les adultes, dont l'abus amène, sans même que le coït ait lieu, la naissance d'une blennorrhagie caractérisée. Je veux parler de la masturbation.

Il serait trop long d'énumérer tous les dangers de ce vice, tant au point de vue physique qu'au point de vue moral et intellectuel. Nous nous contenterons de constater que la jouissance provoquée par l'acte lui-même est le résultat d'une tension considérable et continue de l'esprit vers l'image d'une personne de sexe apposé et que cette tension, non seulement affaiblit rapidement les forces physiques, détériore les organes, mais encore produit forcément un échauffement, puis un écoulement,

Effets de la blennorrhagie. — La blennorrhagie se déclare du deuxième au dixième jour après l'infection.

Elle s'annonce d'abord par une inflammation du méat urinaire dont l'orifice présente un rebord d'un rouge vif et éclatant. La matière sanieuse, en se formant, en s'amassant, provoque des démangeaisons insupportables, des picotements déterminant facilement l'érection qui devient de plus en plus douloureuse, au fur et à mesure que la maladie se développe.

Alors commence, après la suppuration, l'écoulement d'un liquide, d'abord incolore et filant. Peu à peu ce liquide s'épaissit et prend une teiute verdâtre. Il dégage une odeur pénétrante, particulièrement repoussante, surtout pendant les grandes chaleurs.

Les érections nocturnes, au même titre que l'écoulement de l'urine, provoquent chez l'homme des douleurs plus vives et plus durables que chez la femme. Cela tient à ce que la muqueuse qui tapisse le méat urinaire chez l'homme, par son inflammation, occasionne un rétrécissement plus grand que chez la femme.

La période pendant laquelle la maladie entre en voie de guérison s'annonce par des démangeaisons intolérables. Les douleurs deviennent moins vives lorsque l'urine s'écoule. Les éréctions sont moins fréquentes.

Transformation de la chaude-pisse. — La blennorrhagie est sujette à des complications dangereuses lorsque cette maladie est négligée par le patient. Ces complications se présentent sous la forme d'*orchites*, de *bubons*, de *crêtes de coq*, et de *balanite*.

L'*orchite* est le résultat produit par l'amas de la matière sanieuse dans les canaux déférents. Les testicules se gonflent et la marche est rendue difficile et dangereuse par suite de cette inflammation.

Cette complication se produit surtout à la période finale de la blennorrhagie, lorsque les douleurs se sont apaisées.

Les *bubons* sont constitués par l'accumulation du sang vicié dans les glandes de l'aine. Ils sont annoncés ordinairement par la naissance de *chancres-mous* ou petites plaies qui se développent sur le gland de la verge et qui suppurent un liquide épais d'un blanc jaunâtre.

Les *crêtes de coq* sont des excoriations douloureuses se produisant sur le gland lui-même, soit sur la muqueuse du prépuce. Elles naissent la plupart du temps à la suite des chancres mous.

Enfin la *balanite* ost constituée par une inflammation ou du prépuce ou du gland lui-même. ou des deux à la fois. De là, trois degrés de cette maladie, la *balanitesimple*, le *phimosis* et le *paraphimosis*.

Nous verrons plus loin les conseils et remèdes proposés par nous pour soulager et la blennorrhagie elle-même et ses différentes complications.

III. — De la syphilis ou vérole

Cette maladie a son siège non seulement sur les organes sexuels mais encore sur toutes les autres muqueuses de l'organisme.

Vous buvez dans un verre d'une personne contaminée, si vos lèvres ont une écorchure si petite qu'elle soit, et si elles se posent à l'endroit où se sont posées les lèvres de la personne après laquelle vous buvez, vous avez bien des chances d'attraper les germes de la terrible maladie. Bien mieux, le simple fait d'embrasser cette personne dans les conditions que nous venons de poser, suffit pour que vous vous assimiliez le virus infectant.

Il ne faut pas croire que le ou la syphilitique porte toujours *manifestement* les traces de la maladie dont elle est atteinte. Il peut se faire que par suite d'une constitution particulière la malade ait l'épiderme intact et exempt de ces ulcères qui sont la manifestation ordinaire de la maladie.

L'ulcère n'est pas indispensable à la transmission du mal et voilà pourquoi cette maladie fait des victimes aussi nombreuses et pourquoi aussi ses causes en sont si variées.

Causes de la syphilis. — Pour que la vérole puisse

se transmettre il faut deux conditions essentielles : 1° qu'il y ait de la part de la personne infectée secrétion du *virus syphilitique.* 2° Que ce virus puisse se développer sur une muqueuse ou sur une partie de l'épiderme ayant une écorchuae quelconque.

L'ulcère qui produit le virus syphilitique peut être caché et l'est souvent, soit dans le vagin, soit sur la matrice, soit enfin sur une partie intérieure des organes qui ne peut être découverte sans l'aide du spéculum.

Les circonstances qui favorisent l'éclosion de cette maladie sont donc ou le mauvais état des voyages ou le peu de soin apporté à l'hygiène intime, ou les accidents provoquant des déchirures mal soignées.

Nous ne saurions donc trop mettre en garde nos lecteurs contre les conditions générales et locales dans lesquelles agit le virus syphilitique, en un mot, contre tous les effets de la vérole.

Effets de la vérole. — Le premier signe extérieur de la vérole est la naissance d'un *chancre induré* ou *syphilitique.*

Il faut bien se garder de confondre ce chancre avec le *chancre ordinaire* appele *chancre mou.*

Ce dernier semble, de prime abord, inquiétant en raison de la douleur qu'il cause et de l'abondance du pus qu'il secrète. De plus, il se multiplie avec rapidité pour peu qu'il soit négligé.

Le *chancre induré*, au contraire, semble plus bénin. C'est une simple érosion d'apparence rougeâtre, déterminant une douleur insignifiante, quelquefois même une simple démangeaison qui n'a rien de désagréable. Aussi, la plupart du temps, passe-t-il inaperçu.

Il apparaît pendant la *période d'incubation*, c'est-à-dire dans le laps de temps qui s'écoule entre le dixième et le vingt-cinquième jour après l'inoculation du virus infectant. Il se présente isolément et l'étendue de sa surface ne dépasse pas en général, celle d'une pièce de cinquante centimes.

Le moyen le plus sûr de le distinguer du chancre mou, c'est que, au bout de peu de temps, il se durcit à la base et ne secrète aucune matière purulente.

Le chancre est l'agent principal de la contagion syphilitique. Chez l'homme, il est facile d'en constater l'appariton. Elle se produit sur le gland ou sur la muqueuse du prépuce. Chez la femme, au contraire, elle peut avoir lieu ou sur les lèvres (pétites ou grandes) ou sur la muqueuse du vagin, ou dans le col de la matrice Il n'y a donc dans ce dernier cas, que l'examen au spéculum qui puisse en dénoncer l'existence.

Après l'apparition du chancre, se présentent d'autres symptômes de la maladie : tout d'abord des maux de gorge, puis des maux de têtes occasionnés par la chaleur du lit, enfin des douleurs articulaires suivies d'un malaise général.

Telles sont les modifications générales apportées dans le fonctionnement de l'organisme. Signalons après ces symptômes, les manifestations extérieures de l'épiderme. Les ganglions grossissent sur la nuque ;

apparaissent ensuite des rougeurs sur le corps qui constituent la *roséole*. C'est ce que l'on appelle la *période primaire* de la maladie.

La naissance des *syphilides* ou taches rouges, papuleuses sur le front, de cicatrices plissées de teintes livide ou cuivrée, enfin l'apparition d'ulcères et de plaies croûteuses caractérisent la *période secondaire*.

La *période tertiaire* se manifeste le plus souvent par la multiplication de ces ulcères et la carie des os. La maladie atteint alors son maximum d'intensité qui très souvent amène la mort de la personne atteinte.

IV. — Préventifs et remèdes

Les conseils que nous pouvons donner ici relativement aux maladies vénériennes sont de deux sortes : *Conseils préventifs* et *conseils curatifs*.

Les premiers sont de beaucoup les meilleurs et les plus avantageux ; les meilleurs, parce qu'il est beaucoup plus facile de se préserver du mal que de le guérir ; les plus avantageux, car il est plus agréable d'éviter la maladie que d'avoir le moyen de la guérir.

La propreté est le plus puissant préventif contre les maladies vénériennes. L'homme, aussi bien que la femme, doit faire une visite au cabinet de toilette avant de pénétrer dans l'alcôve.

Cette précaution est surtout indispensable lorsque le contact paraît douteux. Cela s'adresse en particulier aux célibataires et aux viveurs qui ont l'habitude de courir de la brune à la blonde avec l'incertitude de ce dont, en paiement des honoraires, ils peuvent être généreusement comblés.

« Dans le doute, précautionne-toi », telle est la devise que je prescris à tous ceux qui ont sacrifié à une Vénus inconnue d'eux.

Sans doute, on a pris des mesures pour prévenir tous les dangers de la prostitution. Mais ces précautions, loin d'être suffisantes, constituent parfois elles-mêmes un véritable danger.

Il est indiscutable, en effet, qu'après la visite sanitaire obligatoire pour toutes les filles soumises et les femmes en carte, l'homme se croit dispensé de prendre les précautions préconisées plus haut.

Or, il arrive que le mal ne peut être reconnu du praticien le mieux exercé avant ses premières manifestations, et l'on sait que pendant la *période d'incubation*, le virus a des propriétés contagieuses au même degré que pendant la période active. Quelles garanties peut donc présenter la femme qui, reconnue saine pendant la visite médicale, quelques heures après, peut cesser de l'être ?

Les lavages à grandes eaux, les injections dans lesquelles entre un antiseptique quelconque, tel que l'eau de Van Swieten ou l'acide borique, sont donc utilement recommandables. Si ces injections ou ces lavages rendent difficile l'acte sexuel, il est facile de remédier à cet inconvénient en employant un cold-cream quelconque ou un corps gras qui non seulement favorise la copulation, mais sert d'isolant et de préservatif efficace contre la conception.

Quant aux conseils curatifs, il serait beaucoup plus long d'énumérer tous ceux qui sont préconisés.

Nous renvoyons nos lecteurs à l'ouvrage complet et consciencieux du docteur Josan : *Traité pratique des maladies des voies urinaires*. Ils trouveront dans cet ouvrage une étude approfondie et savante de toutes les maladies vénériennes, avec le moyen de les traiter et les guérir eux-mêmes.

La lotion que cet ouvrage donne comme particulièrement efficace, prise en injection, est la suivante :

Alcool ordinaire............	30	grammes.
Savon mou de potasse......	20	—
Essence de citron rectifiée..	15	—

Nous indiquons aussi comme souveraine contre les maladies vénériennes, la *liqueur préventive*. Composée d'alcool et de plantes aromatiques, elle a la propriété d'écarter d'abord et de détruire ensuite le virus infectant.

V. — Conseils généraux

Toutes les précautions et tous les conseils que nous venons de donner, nous croyons être agréables à nos lecteurs en les résumant ici en quelques préceptes principaux, importants à suivre soit pour éviter, soit pour se guérir des maladies vénériennes.

1° Dans le cas d'une *blennorrhagie* ou *chaude-pisse*, d'abord et avant tout porter un suspensoir, nous ne saurions ensuite trop appeler l'attention de nos lecteurs sur la façon de se donner une injection.

La seringue, destinée à cette opération, étant préalablement remplie aux deux tiers de la lotion prescrite, la prendre de la main droite, en introduire l'extrémité dans le méat-urinaire, presser l'extrémité du gland, de la main gauche en maintenant la verge dans une position horizontale, les testicules pendantes sous les cuisses serrées, enfoncer, enfin, sans trop de précipitation, le manche de la seringue destiné à repousser le liquide dans le canal de l'urèthre.

Cette dernière précaution est utile, car le liquide trop violemment projeté pourrait descendre dans les *bourses* et provoquer une *orchite*.

2° Pour cette dernière, il ne faut pas se dessaisir du suspensoir, éviter les fatigues physiques. Le meilleur même est de garder le lit, après avoir pris le conseil d'un médecin.

AVANT LE COÏT

1° Procéder soi-même et faire procéder à un lavage soigneux des organes ;

2° Enduire le visiteur et le visité d'un corps gras, un cold-cream quelconque. Nous signalons l'emploi efficace de la *pommade Virgo* qui non seulement facilite l'acte sexuel, mais encore sert d'isolant, de préservatif utile contre l'effet du virus et cicatrice les petites écorchures qui ont pu se produire antérieurement ou pendant la copulation ;

3° S'abstenir de tout rapprochement, si l'on est en état d'ivresse, ou que l'on ait fait de copieuses libations ; de même encore, pendant ou immédiatement après les menstrues ; enfin, si l'on constate sur les parties génitales quelques érosions ou déchirures.

PENDANT LE COÏT

1° Ne pas retarder l'éjaculation et faire durer l'acte sexuel le moins longtemps possible ;

2° Ne pas avoir de mouvements désordonnés qui pourraient de part et d'autre faire naître des échauffements ou causer des déchirures.

APRÈS LE COÏT

1° S'efforcer d'uriner et presser le méat urinaire ;

2° Procéder à un lavage minutieux sans employer d'injections irritantes ;

3° Dans le cas de symptômes de maladies vénériennes, consulter immédiatement un médecin et s'abstenir de toute relation sexuelle.

IVe PARTIE

Recettes intimes indispensables

Je veux faire profiter mes lecteurs et mes lectrices de l'expérience que j'ai pu acquérir efficacement, en leur soumettant quelques recettes intimes absolument indispensables et pour l'entretien de leur santé et pour remédier à certains défauts occasionnés soit par les excès, soit par des accidents dits coups de pieds de Vénus, soit enfin par les rigueurs de l'inexorable Temps. Nous sommes en mesure de faire expédier par une importante pharmacie de Paris, tous les produits que nous préconisons dans ce but tout philanthropique et humanitaire.

Aux hommes, nous présentons les recettes suivantes :

1re RECETTE

Contre les érections toujours douloureuses pendant la période principale de la chaude-pisse

Nous prescrivons l'emploi d'un petit appareil tout nouveau, dont l'efficacité s'impose. C'est l'*Anneau désarmant*. L'essayer c'est l'adopter.

Il se compose d'un cercle de fer nickelé de circonférence modifiable au moyen de petits crans où s'engage un crochet. Au centre est un ressort très flexible et très sensible en forme de cercle où s'engage le visiteur. Celui-ci est piqué par les dentelures adoptées à l'un des bords du premier cercle, chaque fois que se produit l'érection. Dès que le visiteur prend contact avec les dentelures, il revient à son état normal.

Le prix de cet appareil est de 5 francs.

Pour éviter les érections, nous recommandons l'emploi de *globules anti-érectives*. En quelques heures, ces globules font disparaître les plus vives souffrances avec elles plus d'inflammation possible. Elles sont vendues en boîtes de 5 francs et en 1/2 boîtes de 3 francs.

2ᵉ RECETTE

Contre la difficulté et même l'impossibilité des érections

Il serait trop long et aussi trop délicat de pouvoir faire ici des citations. Mais nous nous mettons à la disposition de nos lecteurs pour leur indiquer les ouvrages de médecine dans lesquels ils pourront trouver tous les renseignements nécessaires à ce sujet. Il suffit de nous envoyer pour cela *un franc* pour la réponse.

3ᵉ RECETTE

Stimulants érotiques

La pharmacie que nous avons signalée en tête de ce Chapitre envoie à ceux qui en font la demande les *Bonbons du Sérail* :

La 1/2 douzaine 5 francs. — La douzaine 8 francs.
Les 24 14 francs.

Telles sont les recettes intimes qne nous recommandons au sexe fort. Quant au sexe faible, ces recettes sont bien plus nombreuses :

1ʳᵉ RECETTE. — D'abord cette dernière recette peut parfaitement servir à la femme. En second lieu, spécialement pour la femme, il existe une *Crême de Vénus*, étrangement excitante. Nous ne voulons pas insister sur tous les effets qu'elle produit.

Le pot est vendu 5 francs.

2e Recette. — *Contre les flueurs blanches.* — Nous recommandons l'emploi de la *Poudre vaginale.* Elle arrête, au bout d'un certain laps de temps, tous les écoulements sanieux et en particulier les flueurs blanches. Le prix est de 2 francs la boîte.

3e Recette. — *Contre le vaginisme et la vaginité.* — Il suffit de faire dissoudre la poudre précédente dans l'eau servant aux injections et de prendre chaque jour des injections du mélange. Une cuillerée à café suffit dans un verre d'eau.

4e Recette. — *Recette d'hygiène.* — La *Pommade virgo* sert utilement a la toilette intime de la femme. Elle procure aux chairs une fermeté telle qu'elle donne l'illusion complète de la virginité. Le pot 3 francs.

5e Recette. — *Pour faciliter la réapparition des menstrues.* (V. la 3e recette pour hommes.)

6e Recette. — *Anaphrodisiaques. — Contre l'hystérie.* (V. 2e recette homme.)

7e Recette. — *Dilatation artificielle du vagin* (même observation).

8e Recette. — *Nettoyage des éponges.* — Faire tremper l'éponge dans un vase contenant du jus de citron et les morceaux du citron. Verser de l'eau bouillante et laisser macérer le tout pendant vingt-quatre heures. Retirer l'éponge et la passer dans plusieurs eaux, jusqu'à ce que le dernier liquide soit limpide et ne contienne aucune impureté.

9e Recette — *Désinfection des éponges.* — La recette précédente s'applique lorsque l'éponge n'a pas servi.

Si elle a servi, il faut employer dans le nettoyage cité plus haut un *anti-septique* énergique qui puisse détruire et les germes fécondants et les germes infectieux qui peuvent séjourner à l'intérieur. On doit donc employer l'eau *van swieten*, que l'on peut se procurer dans toutes les pharmacies. On plonge l'éponge dans la liqueur pure. On l'exprime ensuite et on la plonge de nouveau dans un mélange de liqueur *van swieten* (1/3) et d'eau pure (2/3).

Toutes ces recettes ne sont pas du tout données dans le but de faire de la réclame. Elles ont été reconnues souveraines et c'est pour être vraiment utiles à mes chers lecteurs et lectrices que je les ai reproduites dans ce livre.

CINQUIÈME PARTIE

Impuissance et stérilité vaincues

SOMMAIRE

I. —Stérilité relative

Avant de développer les arguments qui font l'objet de ce chapitre, il est bon de définir ce que nous entendons par *impuissance* et *stérilité*, ce qui est le titre de cette cinquième partie de notre livre.

L'*impuissance* est un terme que nous appliquons exclusivement à l'homme. C'est l'impossibilité dont il est victime, d'exercer l'acte vénérien, c'est l'inaptitude à pouvoir accomplir l'acte du coït, acte fécondant ou non, par suite de prédispositions contraires à la consommation de cet acte. Cette inaptitude s'explique par ce fait que le sperme de l'homme peut ne pas contenir de spermatozoïdes, ou contenir des germes maladifs qui meurent aussitôt produits.

La *stérilité* est l'état d'une femme qui, pour une cause quelconque ne conçoit pas.

On nomme *stérilité relative* ce fait de deux époux,

stériles entre eux, féconds avec d'autres conjoints. Ce cas a été souvent signalé. L'exemple le plus célèbre est celui de Napoléon Ier et de Joséphine. Celle-ci fut répudiée par l'empereur comme stérile, alors qu'elle avait eu pendant son premier mariage avec le prince de Beauharnais, un fils et une fille. L'empereur remarié à Marie-Louise, en eut un fils.

Il ne faut pas voir dans ce phénomène une différence d'affection des conjoints. L'affection n'a rien à faire avec la fécondation et l'histoire nous rapporte que Napoléon aimait beaucoup mieux Joséphine que Marie-Louise. On a cherché encore à expliquer ce cas par l'existence chez l'un des deux époux d'un défaut caché que l'autre aggravait dans la première union, corrigeait dans la seconde, peut être par un changement de positions dans les rapports sexuels.

On a signalé encore cette affinité chimique qui rendrait l'assimilation de l'ovule et du zoosperme plus facile dans certains cas, plus difficile dans d'autres.

Mais de toutes ces hypothèses, il est préférable de s'arrêter à celle qui explique la *stérilité* par un *vice de conformation*, lequel se rencontre plus souvent chez la femme que chez l'homme, mais dont l'homme lui-même n'est pas du tout exempt.

II. — Vices de conformation

Chez l'homme, l'*impuissance* peut provenir de troubles dans la secrétion ou dans le contact des éléments

BIBLIOTHÈQUE NATIONALE IMPRIMÉS RF

mâle et femelle et par suite, la fécondation et la conception.

Ces troubles dans la secrétion résultent soit de maladies vénériennes imparfaitement guéries, soit d'un défaut de conformation de l'organe qui secrète le sperme, c'est-à-dire du testicule.

Au moment de la naissance, les testicules ne sont pas toujours descendus au fond des bourses. Ils s'arrêtent au niveau du pli de l'aine et ce n'est qu'avec l'âge qu'ils occupent leur place habituelle.

Or, il arrive fréquemment qu'un seul testicule descend dans les bourses. C'est le cas de la *monorchidie.*

Si les deux testicules n'ont pas effectué leur descente jusqu'au bout, les bourses étant complétement vides, nous sommes en présence d'une *cryptorchidie.*

Enfin, il est des cas où l'appareil génital male est dépourvu de testicules, On désigne cet état sous le nom d'*anorchidié.*

De ces trois cas, les deux derniers entraînent toujours l'impuissance de l'individu.

Le *monorchide* peut être fécond si le testicule descendu dans les bourses est sain et peut secrèter une abondance de sperme suffisante. On peut d'ailleurs, quoique l'opération soit douloureuse et il faut l'avouer assez dangereuse, parvenir à faire descendre le testicule retenu hors de sa position normale. Cette opération, qui consiste à faire des pressions de haut en bas et à placer un bandage, doit toujours être confié à des mains expérimentées.

Il est bon de signaler les cas d'impuissance provenant d'*atrophie congénitale* qui se caractérise par l'absence de secrétion du sperme.

L'*hydrocèle* est la secrétion abondante d'un sperme qui ne contient aucun germe fécondant.

La première est incurable ; la deuxième est guérie par des ponctions qui diminuent l'abondance du sperme et le rendent propre à la fécondation.

Citons encore les cas suivants qui peuvent amener une impuissance temporaire et même définitive.

Un cancer aux testicules, testicule tuberculeux; phénomène produit par la maladie des oreillons, qui, négligé, peut se localiser dans les testicules qu'elle enflamme et fait enfler ; cette inflammation amène la disparition de la secrètion spermatique.

Enfin, l'impuissance de l'homme peut provenir non plus de la secrètion du sperme, mais d'un vice de conformation de la verge.

Ces vices de conformation se manifestent souvent à la suite de *blennorrhagie*, par l'inflammation du conduit par où passe le sperme, l'*épididyme*, et par l'altération du canal de l'urètre.

L'orifice de ce canal peut être recouvert par le *prépuce, (phimosis)* ou placé sur la face supérieure de la verge *(épispadias)* : sur la face inférieure, cette maladie porte le nom d'*hypospadias*.

La chirurgie remédie aujourd'hui à tous ces défauts accidentels ou naturels.

Chèz la femme les causes de stérilité sont bien

plus nombreuses encore. Elles doivent recherchées :

1° Dans les maladies de l'organe producteur de l'élément femelle ou ovule, c'est-à-dire dans les maladies de l'ovaire ;

2° Dans les vices de conformation de l'appareil récepteur du sperme, c'est-à-dire du *vagin* et de l'*utérus*.

Dans le premier cas, si l'*ovaire* manque, la stérilité est incurable. Si l'anomalie existe d'un seul côté, la conception peut avoir lieu à condition que l'organe qui existe soit parfaitement sain.

Les *Kystes ovariques* sont un obstacle à la conception. Ces kystes sont des tumeurs ou poches à un ou plusieurs compartiments, renfermant un liquide épais et coloré, auquel se mêlent souvent des masses solides, charnues et même osseuses. Ces infirmités se reconnaissent toujours par des troubles dans la menstruation. La femme qui constate ces troubles ne doit pas hésiter à se confier aux mains d'un chirurgien.

L'opération de l'*ovariotomie* est aujourd'hui pratiquée couramment et donne des résultats satisfaisants. L'ablation de l'ovaire malade non seulement fait disparaître tout danger, mais encore permet à l'ovaire intact de reprendre ses fonctions normales.

Les maladies de la *trompe de Fallope* sont souvent aussi des causes de stérilité. Elles sont signalées par des douleurs en un point du ventre toujours le même.

Les *ulcères*, les *inflammations*, les *déviations de l'utérus*, les *flueurs blanches*, empêchent la fécondation.

Enfin. signalons un cas de stérilité causé par le défaut de précautions prises par l'époux au moment de la défloration. Nous reviendrons plus loin sur ce cas intéressant, quand nous parlerons spécialement de la défloration.

III. — Stérilité temporaire

De ce qui précède nous pouvons donc conclure que la *stérilité*, comme l'*impuissance*, a des causes très variées dans les deux sexes.

Chez l'homme, l'impuissance a souvent pour causes les excès vénériens suivis presque toujours de maladies telles que la blennorrhagie et la syphilis.

Supprimez la cause, vous supprimerez aussi les effets. Quand bien même l'homme n'aurait pas éprouvé les symptômes des maladies que nous citons, son impuissance vient souvent de l'*abus du coït.* Plus de modération dans ces plaisirs, un régime régulier et réconfortant auront bien vite fait de rétablir l'ancienne vigueur et ses propriétés fécondantes.

Parmi tous les cas d'impuissance que nous avons signalés, la plupart sont faciles à corriger, pourvu que les organes principaux nécessaires à la fécondation soient sains et aptes à fonctionner.

Il est certain, en effet, que s'il y a absence de verge ou de testicules, ou que, par suite d'une lésion comme le cancer, on soit obligé de procéder à l'ablation des testicules, la secrétion du sperme ne produisant plus, la fécondation est rendue impossible : *Sublata causa, tollitur effectus.*

Chez la femme, la stérilité peut n'être que temporaire, si les maladies auxquelles cette stérilité est due, sont signalées en temps opportun.

Nous ne saurions donc trop engager toutes les femmes à mettre de côté toute fausse honte et à se confier entièrement à leur médecin ou à leur chirurgien, chaque fois que des troubles surviennent dans les fonctions qui leur sont spéciales, chaque fois que des douleurs se produisent dans le système génital.

Les soins d'un homme de l'art leur seront bien plus profitables et quelquefois bien moins coûteux à tous points de vue, que des pèlerinages lointains ou des conseils ignorants.

Si elles désirent réellement un enfant, qu'elles retiennent bien ce détail, c'est que la chirurgie guérit aujourd'hui non seulement les vices de conformation dûs à des accidents ou à des maladies, mais guérit encore les infirmités dont la naissance a pu les affliger.

Leur stérilité peut devenir *définitive*, si elles ne cherchent pas à en connaître les causes.

Au contraire, la connaissance des obstacles qui empêchent la fécondation donne les moyens de les surmonter. La stérilité n'aura duré qu'un temps.

IV. — Fécondation artificielle

Il se peut faire que, malgré tout le désir qu'ils aient d'avoir un enfant, deux époux n'y puissent parvenir, par ce seul fait que le sperme de l'homme, par suite d'un vice de conformation naturel et irrémédiable soit chez lui, soit chez sa femme, ne puisse parvenir dans les organes fécondateurs. On a recours de manière très efficace, dans ce cas, à ce qu'on appelle la *fécondation artificielle.*

L'origine de cette opération se trouve dans ce fait qu'en chassant par pression le sperme des poissons et en le remuant dans un récipient qui contient des œufs de femelles, on obtient des petits, comme si la fécondation avait été régulière.

On l'essaya pour la première fois sur une chienne, en 1780, et sur la femme, en 1799, et toujours avec résultat satisfaisant.

Nous avons vu plus haut, à propos de la fécondation, qu'elle se produisait toutes les fois que l'*ovule,* ou élément femelle, prenait contact avec le *zoosperme*, ou élément mâle. Peu importe donc les moyens employés pour les mettre en contact, pourvu que ce contact ait lieu, a lieu aussi la fécondation.

Dans la fécondation artificielle, on procède de la façon suivante :

Le sperme de l'homme est d'abord examiné au microscope pour s'assurer qu'il contient des *spermato-*

zoaires, condition indispensable de la fécondation. Le médecin décide alors si l'opération doit être tentée.

Dans le cas de l'affirmative, immédiatement après le coït, le sperme est recueilli dans une seringue et maintenu à une température de 38 ou 40 degrés. Cette seringue, au tube long et effilé, appliquée au col même de la matrice, chasse le liquide dans cet organe.

On peut se demander avec embarras comment on peut recueillir le sperme dans la seringue, après l'éjaculation. Rien n'est plus facile : ou le sperme est contenu dans un préservatif quelconque, baudruche ou autre, dont la femme ou l'homme se sont préalablement munis avant le coït : ou l'opérateur puise simplement la semence dans le col du vagin.

Ainsi comprise, la fécondation artificielle a donné des résultats surprenants. Au bout de neuf mois, elle a été suivie de la naissance d'enfants vivants et bien conformés.

Je sais bien que cette opération rencontrera chez pas mal de mes lectrices de nombreuses adversaires qui se placeront au point de vue d'un froissement de pudeur, d'une violation d'intimité. Mais, raisonnablement, peuvent-elles soutenir cette théorie ?

En quoi leur pudeur est-elle blessée plus que dans un accouchement qui nécessite autant la présence du médecin que de la sage-femme ?

Quant à cette violation d'intimité, c'est encore là un préjugé dont l'intérêt des familles ferait bien de se débarrasser. Si les époux désirent avoir des enfants, si aucun d'eux n'est impropre à la fécondation, s'ils ne peuvent avoir de rejetons que grâce à la fécondation artificielle, pourquoi ne pas l'employer ?

Il n'est pas question d'employer la semence fécondante d'une autre personne que le mari ; le médecin est tenu au secret professionnel par la loi, d'abord, par sa conscience ensuite. La femme se prête bien à une opération chirurgicale des organes génitaux. Pourquoi ne se prêterait-elle pas à celle-là ?

Nous avons fait notre devoir en signalant à nos lecteurs ce procédé de fécondation. Nous en garantissons l'efficacité, pourvu que la semence contienne des zoospermes et que les organes de la femme soient sains et normaux. Maintenant je laisse la liberté à ceux qui désirent des héritiers, de l'employer ou de ne pas l'employer.

V. — Procréation volontaire des sexes ou moyens d'avoir à volonté une fille ou un garçon

Il y a, en général, dans les ménages, une sorte de rivalité entre la femme et le mari, rivalité toute amicale, hâtons-nous de le dire, qui a pour cause la préférence que l'un ou l'autre a toujours pour un garçon ou pour une fille à venir.

Existe-t-il un procédé infaillible pour avoir à volonté une fille ou un garçon ? Assurément.

Nombreuses sont les théories qui amènent à démontrer l'efficacité de ce procédé. Nous n'en citerons que les plus intéressantes.

Un médecin français a démontré que l'œuf de la femme était mâle pendant un mois, femelle le mois suivant et ainsi de suite. De sorte que d'après la naissance du premier enfant qui indiquerait le sexe de l'œuf fécondé neuf mois auparavant, on pourrait non-seulement prédire le sexe des enfants suivants, mais encore l'avoir à volonté. Connaissant les mois où l'œuf est mâle, et les mois où il est femelle, on s'arrange pour que la fécondation ait lieu pendant le mois du sexe désiré.

Nous savons, d'autre part, que l'époque la plus favorable à la fécondation comprend les quelques jours qui précèdent et ceux qui suivent les *époques menstruelles*.

L'ovule se détache de l'ovaire au moment où commence l'apparition des règles. Les spermatozoïdes, qui se trouvent dans le col du vagin avant cette apparition des règles, pénétrant dans la matrice, ne peuvent plus être entraînés avec le sang, et la fécondation a lieu.

Le même phénomène se produit encore quelques jours après les menstrues, seulement les qualités de l'ovule ont changé.

Dans le premier cas, l'ovule est moins mur, moins vivace que dans le second.

De cette différence de vigueur, naît d'après nombre de spécialistes, la différence des sexes.

Le sexe dépend donc du degré de maturité de l'œuf au moment de son contact avec le zoosperme.

Lorsqu'il a atteint un certain degré de maturité, l'œuf donne une femelle ; quand ce degré est dépassé, il produit un mâle.

Nous terminerons ce chapitre en donnant les règles posées par le docteur DARTIGUES, dans son ouvrage : *De la procréation volontaire des sexes.*

1° Lorsque la fécondation a lieu un ou deux jours avant les règles, ou immédiatement après, il vient une fille ;

2° Lorsque la fécondation a lieu deux ou trois jours après les règles, il vient un garçon ;

3° Lorsque la fécondation a lieu (ce qui est rare), dans l'intervale des règles, du douzième au vingtième jour, par exemple, elle se fait sur l'ovule de l'époque menstruelle future. Elle donne par conséquent une fille.

Tels sont les moyens que nous préconisons et qui réunissent le plus de suffrages pour avoir à volonté un garçon ou une fille. La théorie est simple. Il reste à mes lecteurs et à mes lectrices le soin de la mettre en pratique.

VIe PARTIE

SOMMAIRE

L'Alcôve et ses secrets.

C'est chose fort délicate, et, avouons-le, fort difficile que de donner des conseils aux nouveaux mariés sur la conduite réciproque qu'ils doivent avoir, lorsqu'ils sont livrés pour la première fois à eux-mêmes.

L'alcôve a des secrets que gardent toujours pour eux les parties intéressées. Ces secrets varient toujours avec l'éducation, avec la différence d'âge, avec le tempéramment et le caractere des conjoints. Voyez plutôt ces opinions sur le mariage de trois écrivains célèbres :

« Se marier par amour, dit Paul de Kock, c'est se loger par le quarantième degré de chaleur, sans songer que l'on peut retomber au-dessous de zéro. »

« Se marier sans amour, d'après S.-J. Stahl, c'est s'exiler volontairement en Sibérie, sans même emporter de quoi allumer son feu. »

« Un bon mariage, dit enfin Montaigne, ne doit pas trop appartenir ni ressembler à l'amour, mais plutôt à l'amitié.

Il est évident qu'il y a du vrai dans chacune de ces maximes, mais, selon nous, chacune d'elles a le tort de ne pas être complète. Il faut avant tout, que les époux connaissent leurs caractères, leurs goûts, leurs idées sur les questions de mariage. Il est nécessaire que le mari soit assez habile pour prendre l'initiative de toutes ces formalités, s'il ne veut pas s'exposer aux accidents conjugaux semblables à ceux qui se produisent chaque jour.

La nouvelle suivante que nous reproduisons *in extenso*, fera peut-être comprendre aux lecteurs et à vous aussi, charmantes lectrices, quelques-uns des secrets d'alcôve qu'il serait imprudent de dévoiler d'une façon plus précise et plus transparente. Je vous présente à tous mes excuses pour m'être mis en frais d'imagination. L'allégorie est souvent un moyen de se montrer plus intelligible.

« Dans la tiède pénombre de sa chambre parfumée, au milieu du désordre des draps violemment rejetés, la tête sur l'oreiller fripé, étouffeur des sanglots du spasme, nue comme l'Hassan du poète, mélancoliquement songe la jolie petite marquise de X...

« La jolie petite marquise songe mélancoliquement.

Elle songe qu'elle a vingt ans, qu'elle est belle et qu'elle s'ennuie.

« Vingt ans, l'âge d'épanouissement de la beauté féminine, l'âge où les sens, nourris d'illusions, bercés de rêves ensorceleurs, s'embrasent, dans une rage de jamais inassouvis ; vingt ans, l'âge des savantes caresses, l'âge des voluptueuses folies !

« C'est la nuit surtout, quand la « folle du logis » s'est envolée dans les régions infinies du rêve, que la jolie petite marquise voit des nuées de baisers voltiger autour d'elle et se poser lentement, tour à tour, en faisant vibrer sous leurs multiples caresses, des sensations toujours nouvelles, de plus en plus chaudes, de plus en plus affolantes.

« Tantôt le baiser démon se cache dans les frisures des cheveux ; un autre, charmant lutin, frôle les grillages de ses cils et semble en poursuivre un troisième qui se réfugie dans l'écrin d'une bouche voluptueusement rose. Les baisers continuent leur course vagabonde. Ils se lutinent sur les blanches épaules ; ils gravissent lentement les pentes rapides d'une gorge divine, s'arrêtant au sommet, tout essoufflés pour reprendre, après une pose extatique, leur pèlerinage précipité, d'autant plus légers, d'autant plus avides qu'ils ont hâte d'arriver au terme de leur voyage. Là toute fatigue amoureuse s'oublie dans un long enchantement. Des ombrages toujours frais, toujours riches d'effluves caressantes, versent, à large flots, les insatiables jouissances. Les désirs renaissent plus ardents-

plus délicieux, l'étreinte des baisers se reserre, le spasme lascif, le spasme délirant, le spasme fou, prodigue ses délicieux bégaiements.

« A ce souvenir, la jolie marquise sent courir à fleur de peau de voluptueux frissons. Ses reins cambrés se soulèvent sous l'action du désir, faisant pointer ses seins roses et fermes, bien autrement enjôleurs que les pommes de Madame Eve. Ses yeux solliciteurs brillent d'une ardeur fiévreuse, sa bouche semble mordre une bouche fugitive ; ses mains se crispent comme dans les suprêmes enlacements.

« Un rayon matinal d'un printanier soleil, filtrant à travers les persiennes closes vient éveiller la jeune femme des enchantements paradisiaques de sa rêverie. Cruelle désillusion ! Autour d'elle, partout la hideuse solitude, inexorablement monotone.

« Lentement, comme à regret, en s'éloignant des douces visions qui s'envolent, la jolie marquise se dresse, se glisse hors du lit, et irrésistiblement attirée par l'image de sa vigoureuse beauté, que lui présente toujsurs sa fidèle et complaisante psychée, elle s'en approche avec des mouvements félinements câlins, des étirements de chatte amoureuse, des déhanchements lascifs, mettant en reliefs les contours exquis, les fossettes recèleuses des divines caresses, les temples dont les autels exigent les ex-votos des baisers.

« Elle est belle et elle s'ennuie !... Elle s'étend sur un sofa, contemplant toujours son image et se laissant aller à de mélancoliques réflexions. A quoi bon tous ces trésors de beauté, pourquoi tous ces troublants attraits, s'ils ne doivent jamais recevoir les tributs d'adoration qui leur sont dûs ?

« Deux ans déjà sont écoulés, depuis le jour impatiemment désiré où la jeune fille est devenue femme. Hélas ! les illusions dorées de son imagination de pensionnaire ont été vite et cruellement déçues. Oh ! ces brutalités du début, ces meurtrissures des caresses trop hâtives, trop précipitées, que d'amertume, que de dégoût, que d'écœurement n'ont-elles pas fait naître en son âme ! Sentir à ses côtés un être que l'on est tout disposé à chérir, que l'on adore déjà, escompter, par avance, grâce à lui toutes les jouissancas, tous les raffinements de l'amour, s'attendre à ne former qu'un en oubliant qu'on est deux, et voir tout à coup ses espérances de volupté se changer, sans compensation, en des réalités de douleur, n'y a-t-il pas là motifs suffisants pour séparer à jamais l'homme bestial et brutal de la femme sensible et vibrante ? Vibrer à l'unisson, sentir éprouver par l'être adoré les moindres tressaillements du spasme, en les éprouvant soi-même n'est-ce pas là l'unique source de toutes les voluptés amoureuses ?

« A-t-elle eu la jolie marquise, un seul jour, une seule heure, un faible aperçu de ces bonheurs rêvés ? Non — Monsieur, dans son barbare égoïsme, n'aime que les pièces en un acte, sans incidents, sans imprévus, impitoyablement monotones. Pas de progression d'intérêt dans l'action, point de ces agencements ingénieux qui redoublent la curiosité en éveillant de nouveaux désirs, aucun de ces raffinements délicats qui multiplient les impressions, en en redoublant l'intensité. L'acte fini, le rideau tombe — Monsieur s'endort brusquement, l'esprit satisfait ; les sens épuisés, sans s'apercevoir que le dénouement de la pièce eût pu en être la partie la plus intéressante.

« Et elle, la pauvrette, au moment où, malgré la monotonie de la représentation, elle sentait s'éveiller en elle une curiosité voluptueuse, elle se voit obligée de refouler la sensibilité expansive de son ardente nature, d'autant plus péniblement impressionnée que sa désillusion est plus grande, et que plus grand aussi est le besoin de ses désirs mis en appétit, mais presque aussitôt mis à la diète.

« Soudain, le front soucieux de la jolie marquise laisse s'effacer les rides creusées par ces mélancoliques pensées. De son petit cerveau tout endolori, vient de jaillir une idée géniale qui doit mettre un terme à ses souffrances intimes si longtemps harceleuses. Ses yeux se portent sur un mignon chiffonnier aux tiroirs mystérieux et discrets. Elle se lève soudain, s'assied sur le tabouret, et, laissant courir la plume sur le vélin aux initiales armoriées, elle trace, fiévreuse et résolue :

« Où vous voudrez... quand vous voudrez... »

Un coup de sonnette... une soubrette... Remise du bibllet, messager du bonheur, avec un « vite à son adresse » irrévocable. Puis, toute joyeuse de la résolu-

8

tion prise, ses roses narines toutes frémissantes d'une sensualité soudaine et nouvelle, la jolie petite marquise va s'étendre à nouveau sur son lit, où elle s'endort bientôt d'un sommeil bienfaisant qui lui fait oublier toutes les désillusions passées et lui donne, par l'apparition dans un songe, d'une fine et brune moustache, un avant-goût des jouissances futures. »

Je n'ai pas l'intention, en écrivant cette nouvelle, de conseiller à mes lecteurs et à mes lectrices, d'user et d'abuser de tous les raffinements de volupté, contre lesquels, au contraire, nous les avons mis en garde dans un chapitre précédent. L'abus des plaisirs vénériens peut apporter, en effet, dans l'organisme des transformations néfastes à tous points de vue. Mais nous les mettons en garde aussi, contre la prise de possession trop brusque, trop brutale, dont les conséquences entraînent souvent une rupture morale et physique entre le mari et la femme, rupture à la suite de laquelle se prononcent souvent la séparation de corps et le divorce.

*
* *

Il est incontestable, il est certain, il est nécessaire qu'il y ait un prélude, qu'il faille de part et d'autre, des stimulants à l'acte sexuel. La nature l'exige ; la fécondation et la conception s'en trouvent favorisées.

Il était bien de cet avis l'illustre médecin qui a nom d'Ambroise Paré. Lisez ce qu'il écrit dans cette langue imagée dont nos docteurs modernes ont perdu le secret :

« L'homme étant couché avec sa compagne et épouse, la doit mignarder, chatouiller, caresser et émouvoir, s'il trouvait qu'elle fust dure à l'esperon : et le cultivateur n'entrera dans le champ de nature humaine à l'estourdy, sans que premièrement n'aye fait ses approches, qui se feront en la baisant, maniant ses petits mamelons, afin qu'elle soit esprise des désirs du mâle (qui est lors que la matrice lui frétille) afin qu'elle prenne volonté et appétit d'habiter et faire une petite créature de Dieu et que les des deux semences se puissent rencontrer ensemble ; car aucune femme ne sont pas si promptes à ce jeu que les hommes. »

Douces paroles, serments donnés et reçus, caresses respectueuses d'abord, puis progressivement hardies et entreprenantes, tels sont les préludes amoureux, les stimulants érotiques qui doivent servir de préface à l'acte sexuel.

Parmi les caresses, il n'en est pas de plus douces, de plus excitantes, de plus voluptueusec en même temps que le baiser.

Le baiser, c'est la première manifestation de toute affection. Grâce à lui, il est possible de s'assurer de l'intensité de l'affection que l'on fait éprouver et que l'on éprouve soi-même par la nature de la sensation produite ou ressentie.

Il est évident, en effet, que le baiser est tout machinal et ne produit aucune sensation chez qui le donne ou le reçoit, s'il n'y a entre ces deux êtres aucun élément d'affection, pas le plus petit échange de sympathie, pas la moindre manifestation de sincère intérêt.

Est-ce à dire pourtant qu'on ne puisse faire naître par le baiser des sensations voluptueuses résultant toujours d'émotions véritables et fondées, bien que l'on soit souverainement indifférent soi-même pendant toute la durée de l'acte machinal? Dieu nous garde d'émettre semblable opinion. Toutefois, il n'est peut-être pas trop prétentieux d'affirmer la vérité des deux phénomènes suivants : le baiser donné dans ces conditions de froideur, ne fait naître chez celui qui le donne aucune sensation. L'indifférence produit toujours l'insensibilité. D'autre part, le baiser reçu par la personne qui aime, peut parfaitement l'éclairer sur la nature des sentiments qui ont provoqué ce baiser.

Sans doute, il est des feintes assez habiles, assez savantes, pour donner l'illusion de sentiments qu'on n'a pas. Mais par suite même de l'instable conviction de ces sentiments, des défaillances soudaines se produisent, en raison même de l'exagération qu'on leur donne. Je ne puis mieux comparer cet état d'esprit qu'à celui d'un musicien par devoir ou par contrainte, qui, distrait par des préoccupations tout autres que la musique, laisserait courir ses doigts sur les touches d'un piano. En dépit de ses savantes études, de sa science indéniable, de sa longue habitude de l'instrument, s'il n'apporte dans son jeu aucune émotion artistique, aucune conviction résultant d'une inspiration soutenue, il est à craindre, à moins d'être merveilleusement et naturellement doué, qu'il ne laisse entendre des accords défectueux ou même qu'il ne laisse échapper des notes fausses.

Le baiser sincère est la consécration définitive de la liaison entre deux âmes. Il ouvre une vaste communication aux épanchements du cœur. Il semble que l'âme de celui qui donne un baiser sincère se pose avec les lèvres, sur l'âme de qui le reçoit sincèrement. C'est de l'étreinte de ces deux âmes que naissent les sensations qui l'accompagnent. Partout où le baiser voltige, voltigent aussi ces deux âmes. Le baiser, c'est l'aimant qui les attire, c'est la corde qui les fait vibrer.

*
* *

Tous ces préludes, paroles réconfortantes et solliciteuses, caresses passionnées et entreprenantes, baisers sincères et prodigues, ne sont point superflus pour initier la jeune mariée à l'instant solennel que les larmes de sa mère et l'expérience vague de propos plus ou moins ignorants, de lectures plus ou moins saines, lui ont représenté comme particulièrement critique et douloureux.

Songez un peu, en effet, à toutes les fatigues qu'elle a dû supporter, à toutes les émotions qu'elle a dû subir.

Les courses nombreuses nécessitées par les achats de toutes sortes, les soirées multipliées en vue de présentations toujours nouvelles, les bals, les parties de plaisir pendant la durée des fiançailles, tel est le bilan des fatigues physiques qui se sont prolongées encore jusqu'à l'heure où la mère fait le signe trasditionnel par lequel elle invite sa fille à rayer de son carnet de bal les noms des nombreux danseurs qui s'y sont fait inscrire.

Ses émotions morales sont multiples ; elles ont commencé depuis le jour de la demande en mariage, se continuant pendant tout le temps que le futur fait sa cour, et se prolongeant jusqu'à l'heure où, pelotonnée au fond de son lit, elle attend celui qui va être l'heureux vainqueur de ses charmes.

Quel est le rôle de ce dernier, à ce moment psychologique? Certes, il est assez délicat pour que le jeune marié y songe sérieusement et longuement. Je ne saurais trop lui recommander d'approfondir les pages éloquentes que Michelet lui consacre dans son livre : *l'Amour.*

« Jeune homme..., au mariage ton bonheur est immense, mais combien sérieux ! Respecte-le. Ouvre ton cœur à la gravité sainte de l'adoption que tu vas faire, à l'infinie tendresse que réclame de toi celle qui vient à toi, toute seule et dans une confiance infinie... Elle a ce bonheur de penser qu'elle est désormais dans ta main. Y sera-t-elle bien ou mal ? Et comment la traiteras-tu ? Cela te regarde, non elle... Je te fais et te constitue son protecteur contre toi-même. Oui, contre toi. Ne te recrie pas tant. Contre toi ; car, à cette heure, tu es l'ennemi. »

Le rôle de la femme est, en effet, un rôle passif. Elle a des préjugés vagues, des frayeurs vagues aussi. C'est au mari qu'il appartient de la rassurer, de lui inspirer confiance. Il dépend de lui seul que l'impression de cette première nuit soit bonne ou mauvaise.

S'il se conduit en rustre et en butor, s'il apporte dans la consommation de l'acte initial la brutalité, dont il a contracté l'habitude avec une maîtresse méprisée et vénale, « quelle image de l'amour va se graver dans l'esprit de sa jeune femme ? dit M. Legouvé. Il en est à qui cette sauvage prise de possession a inspiré une telle horreur, qu'elles en sont restées frappées d'incurables souffrances, et que ce souvenir seul éloigne de leur mari. Est-ce ainsi que dans le monde s'approchera de la jeune femme l'homme qui tentera de lui plaire ? Est-ce sous cette forme qu'il lui représentera l'amour ? Comment pourra-t-elle résister, au contraire, quand, au lieu d'une agression soldatesque, elle rencontrera des regards pleins de respect, qu'elle entendra des paroles suppliantes et prononcées tout bas, qu'elle verra des transports de joie et d'une reconnaissance émue pour une fleur donnée ou pour un serrement de mains ? Alors, étonnée, enivrée, vaincue par la surprise même, elle se trouvera sans défense contre ce sentiment qu'elle calomniait ; c'est le mari qui aura préparé l'amant. »

Outre ces inconvénients, ces désastres moraux, sources de discorde et de mésaccord dans le futur ménage, il est une question purement physique dont les conséquences sont souvent funestes, quelquefois irréparables dans l'état de santé de la jeune femme. Je veux parler des désordres graves causés dans la rupture trop brusque de la membrane hymen.

Cette membrane ferme l'entrée des voies génitales de la femme. Théoriquement, elle est le signe certain de sa virginité et son absence une preuve évidente qu'elle a été déflorée.

Il ne faudrait pas croire, comme beaucoup de personnes se l'imaginent, que cette membrane ferme complètement l'entrée des voies génitales. Il faut bien que le sang menstruel puisse s'écouler. Aussi est-elle percée d'une petite ouverture dont les dimensions varient avec l'âge de la jeune fille. Chez les enfants, elle permet à peine d'introduire l'extrémité d'une plume d'oie. Lorsque les règles apparaissent, elle s'élargit davantage. Lorsque l'hymen ne présente aucune ouverture il y a lieu de faire faire une opération chirurgicale.

La dureté de cette membrane est relative. Tantôt le simple effet d'exercices violents peut en provoquer la déchirure : tantôt et c'est le cas le plus fréquent, le premier coït amène un écoulement sanguin, grâce à la difficulté qu'éprouve le membre viril à pénétrer. Enfin, on cite le cas d'un mari, ayant eu plusieurs années des rapports sexuels avec sa femme, sans qu'il soit parvenu à briser la membrane. A chaque coït, il ne faisait que la repousser et il fallut, que, par suite d'une grossesse survenue (la semence ayant pu pénétrer par l'orifice naturel de cette membrane), l'inciser chirurgicalement, pour que l'accouchement puisse se produire.

D'après ce qui précède, il ne faut donc pas que le jeune marié s'imagine que la virginité de sa femme lui est garantie par l'écoulement du sang, à la suite du premier coït. Cet écoulement peut se produire : c'est une présomption de virginité, c'est possible : mais ce n'en est pas une preuve. La mariée a pu choisir pour le jour de son mariage, le jour où elle attend ses règles.

La rupture trop brusque de l'hymen par une fougue maritale trop emportée, amène des fissures qui rendent le premier coït et les suivants si douloureux qu'ils peuvent être insupportables à la femme. C'est, avons-nous dit, une cause fréquente de séparation de corps.

Bien plus, il se produit souvent des inflammations graves qui interdissent tout rapport sexuel, des hémorragies ayant parfois de graves conséquences : enfin des maladies connues sous le nom de *vaginisme* et de *vaginites*.

Si l'ouverture de l'hymen est par trop étroite, et qu'après des tentatives répétées et prudentes, le mari ne puisse pas pénétrer, il faut avoir recours à un chirurgien, qui opère la *dilatation artificielle du vagin.*

***

Il y a donc, dans la défloration, des précautions à prendre pour éviter moralement et physiquement les inconvénients que nous venons de signaler. Il en est aussi pour éviter, ou tout au moins pour atténuer les premières douleurs causées par les difficultés de l'intromission du membre viril.

Nous conseillons tout d'abord aux jeunes mariés l'emploi d'un cold-cream quelconque, destiné à faciliter l'intromission. Le contenant étant à ce moment d'un diamètre très étroit par rapport au contenu, il est certain, que l'usage d'un corps gras ne peut que favoriser l'introduction du contenu. Nous avons déjà signalé l'emploi de la *Pommade virgo*. Elle est, en cette circonstance d'un secours efficace. Non-seulement elle facilite le glissement du visiteur, mais encore elle contribue à mettre en érection les organes de la femme et la douleur se trouve étouffée par les jouissances qu'elle fait naître.

Malgré ce secours apporté par ce produit, le mari devra s'approcher de sa femme avec mille ménagements. Sa femme pardonnera mille maladresses. Elle peut se souvenir toute sa vie d'une brutalité. Les premiers efforts de l'homme devront donc être très bénins. Les essais préparatoires de l'entière pénétration sont d'ailleurs des excitants naturels qui disposent la femme à l'acte final et lui servent d'excitants érotiques. Ils élargissent peu à peu l'ouverture que nous avons signalée dans la membrane *hymen* et les parois vulvo-vaginales, une fois distendues, permettront bientôt la consommation complète du baiser d'amour.

*
* *

Parmi toutes les coutumes de la mode, il en est une répréhensible entre autres à bien des points de vue : c'est celle qui oblige les époux à s'en aller, le soir même de la cérémonie qui les a unis, passer des heures interminables et fatigantes dans un wagon qui les mènera dans une ville quelconque, la plupart du temps assez lointaine pour accumuler sur les deux époux des fatigues dont ils n'ont que faire.

N'en déplaise aux jeunes mariés à qui ces fatigues sont souvent agréables, cette coutume est non seulement contraire à la morale mais encore contraire à la raison et à l'hygiène.

Elle est contraire à l'hygiène en ce sens qu'elles viennent s'ajouter encore à toutes les fatigues que nous avons signalées et pendant la période des fiançailles et pendant celles de la cérémonie.

« A peine les jeunes époux sont-ils unis, dit le docteur Guéneau de Mussy, que pour obéir à une mode, c'est-à-dire au caprice de quelques-uns, imité par la foule moutonnière, ils se lancent à toute vapeur dans des pérégrinations lointaines. L'appareil le plus important de l'économie de la femme, celui pour lequel elle vit toute entière, suivant l'expression d'Hippocrate, va entrer en fonctions au milieu de circonstances qui la rendent plus nerveuse et plus irritable. Elle va subir un vrai traumatisme qui ébranlera tout son être, et c'est ce moment qu'on choisit pour ajouter aux incitations conjugales de l'organe, les trépidations des chemins de fer, les courses fatigantes, les émotions d'une scène qui changent sans cesse. Des journées d'une activité fébrile succèdent à des nuits qui ne les réparent pas. Combien de métrites catarrhales rebelles, d'engorgements, de péritonites suivies de stérilité, quelquefois même mortelles ; combien de fausses couches, qui, mal soignées, rendent l'organe inepte à une nouvelle fécondation ou prépare une série de fausses couches successives, ont succédé à ces voyages insensés. »

Combien de docteurs sont du même avis ! La métrite et les fausses couches si souvent constatées chez les jeunes mariées n'ont pas d'autres causes que celles produites par le voyage de noces. Combien serait-il plus prudent de passer cette première nuit dans les lits moëlleux qui attendent les jeunes mariés !

« Restez chez vous, dit l'hygiène. La morale répète encore ce conseil. Les jeunes mariés s'esquivent, d'après les conseils de la mode, pour éviter les regards les propos gênant d'amis intimes plus ou moins gouailleurs et indiscrets. Mais outre que ces regards, ces propos ne leur sont pas évités et sont renouvelés par les gens qu'ils rencontrent dans leur voyage, ces intimes qu'ils ont quittés huit jours, quinze jours auparavant, sont toujours disposés à leur décocher les mêmes regards significatifs, les mêmes propos gouailleurs.

Enfin la raison même commande aux nouveaux époux de rester chez eux le jour de leurs noces. Qui sait si l'un d'eux, au lieu de s'entretenir d'un sujet toujours nouveau, car il est toujours inédit, ne succombera pas aux fatigues amoncelées depuis les fiançailles? Et si le cas se produit, quelle impression désobligeante pour lui, ne causera-t-il pas sur l'esprit de celle que l'énergie ou l'intensité plus grande de la passion tiendra éveillée?...

Voilà tout autant de raisons pour lesquelles nous disons et nous conseillons à nos lecteurs et lectrices de rester tranquillement chez eux ce jour ou plutôt cette nuit solennelle. Qu'ils songent aux inconvénients moraux tout d'abord, et surtout ensuite aux conséquences physiques néfastes qui peuvent résulter de toutes les fatigues qu'ils ont subies et nous sommes certains, par avance, qu'ils ne manqueront pas et de suivre notre conseil, et de nous en remercier.

* * *

Est-ce à dire pour cela qu'un voyage de noces ne soit pas une utile diversion à toutes les fatigues, à toutes les émotions qui ont précédé et suivi immédiatement le mariage? Evidemment si. Mais il doit y avoir un intervalle assez long entre la nuit des noces et l'entreprise de ce voyage.

« Partez au bout d'un mois, au bout de deux mois, si vous êtes en mesure de le faire, si vous avez le goût des voyages, si la saison le permet ; mais ne partez jamais le soir même ou le lendemain du mariage ; ainsi vous ne risquerez pas de vous imposer l'un à l'autre une contraite nuisible au libre échange de vos idées, vous ne hasarderez pas sur les grandes routes la santé d'une jeune femme, l'existence d'un enfant à naître. »

Et à propos de la lune de miel, on ne saurait trop multiplier les recommandations. Il est certain que les occasions se multiplient, en cette circonstance, de prendre part à de nombreuses fêtes, réceptions, soirées, bals, etc., etc. Chaque soir, ce sont des excès de toutes sortes, nourriture échauffante, absorption exagérée de liqueurs et autres boissons qui ont une tendance à affaiblir l'organisme. La jeune mariée et aussi le jeune marié doivent remédier à cela. L'excès en tout est un défaut ; l'excès en cette circonstance, est un vice, même un crime. Car la jeune épouse a un devoir sacré elle ne doit plus maintenant ne songer qu'à elle, il est possible et cela arrive même bien souvent, qu'elle se trouve le premier mois de son mariage obligée de songer à l'enfant qui doit naître. « Si elle ne ménage pas son estomac, si elle n'apporte pas à l'accomplissement des fonctions intestinales la régularité nésessaire, si elle ne soigne pas « la bête » elle est au bout de quelqueses maines, parfaitement vannée. »

Cette situation-là menace encore les deux èpoux s'ils s'adonnent outre mesure à toutes les voluptés des plaisirs de l'amour. Qu'une sage prudence préside dans leurs rapports sexuels. Qu'ils consultent leur tempérammment et ne dépassent jamais les limites du possible, j'oserai même dire du nécessaire. Ce sont là les conditions indispensables pour mener à bien et la fécondation et la conception.

*
* *

Il nous reste à indiquer les moments et les postures les plus favorables à la conceptions.

Nous avons vu déjà que l'époque du mois où le coït doit surtout être pratique, si l'on veut avoir des chances de le voir suivi de fécondation, est l'époque où l'ovule a quitté son séjour primitif, l'ovaire, pour progresser vers la matrice, et où il est encore dans le tube membraneux qui va d'un organe à l'autre, c'est-à-dire dans les trompes de Faloppe. C'est donc deux ou trois jours avant la cessation des règles que le coït a chance d'être fécondant, sinon d'une façon certaine, du moins avec quelques probabilités.

Or, comme le coït ne doit pas avoir lieu pendant les règles, il est nécessaire qu'il ait lieu, si l'on veut avoir un héritier quelques jours avant ou quelques jours après.

Pour ce qui est de l'heure la plus favorable, les avis sont assez partagés. Nous sommes d'avis de choisir de préférence le soir, l'heure ou un repos prolongé réparera les forces diminuées par les fatigues du jour, en même temps qu'il fera disparaître l'état de langueur presque toujours causé par les rapports conjugaux.

Le coït, après le repas, est particulièrement dangereux. Il peut déterminer une congestion en divers points de l'organisme.

Le coït du matin est très souvent infécond. Les érections chez l'homme se produisent de préférence à ce moment sans doute, mais elles tiennent plutôt d'abord à la chaleur du lit, ensuite à l'accumulation de l'urine dans la vessie. Il vaut mieux pour lui, qu'il s'abstienne, car s'il s'adonne au coït, c'est plutôt par désir que par besoin.

La question des positions à prendre dans le coït a été souvent discutée. Je me rangerai à l'opinion du docteur L. Marius que je reproduirai en entier dans les lignes qui suivent :

Après avoir signalé, dans leur texte latin les opinions d'un médecin persan du XIe siècle et celles de l'obbé Craisson, ancien vicaire général du diocèse d'Avignon qui tous deux combattent les positions *sedendo* ou *stando* (assis ou debout), *de latere* ou *præ postere* (de côté ou par derrière), *more pecudum* (à la façon des animaux), il ajoute :

« Au point de vue purement médical, je n'ai pas grand choix à ajouter à ces sages préceptes, Il est certain que, dans les conditions régulières de conformation et de santé des deux époux, la situation la plus naturelle est celle dans laquelle le mari est étendu horizontalement sur la femme : c'est de cette façon que le liquide prolifique arrivera le plus sûrement à destination. »

Quand l'homme est couché au-dessous de sa femme,

la conception a peu de chances de se faire, la semence pouvant retomber avant d'être parvenue au terrain qu'elle doit féconder.

Quant aux autres positions, ce sont des artifices destinés à augmenter la volupté, qui peuvent amener quelquefois des troubles sérieux dans l'organisme de l'homme et de la femme.

* * *

En résumé, dans les rapports sexuels, l'homme aussi bien que la femme devront apporter tous les soins, devront prendre toutes les précautions que nous venons de signaler, s'ils veulent mener à bien l'opération si délicate de la fécondation et de la conception.

Qu'ils songent à tous les inconvénients physiques et moraux qui résulteraient de leur imprudence ou de leur insouciance.

Une propreté minutieuse, un soin quotidien des organes sexuels, en un mot, toutes les précautions qu'exige l'hygiène intime, voilà ce que nous leur recommandons.

Et avant tout, que dans l'acte aussi sérieux que le mariage, les époux cherchent une compagne dont les goûts, le caractère, le tempérament, l'éducation se rapprochent le mieux de leur condition. C'est là le point essentiel, la cause principale de leur futur bonheur en ménage.

*
* *

Les conclusions les plus courtes sont toujours les meilleures. Nous conclurons donc brièvement.

Nous avons voulu établir, en écrivant cet ouvrage, d'une part, que le nombre des naissances doit être limité lorsque les ressources de la famille sont elles-mêmes limitées.

D'autre part, que les familles riches ou dans une aisance susceptible de s'accroître, douées en outre d'un tempérament sain et robuste, avaient l'impérieux devoir de peupler le plus possible, de se multiplier le plus possible, puisque ni leur santé ni leurs intérêts ne peuvent être lésés.

Que ceux qui le peuvent aient des enfants, telle est notre théorie. C'est, il nous semble, la théorie du bon sens et de la raison.

Mais que leurs ressources leur permettent ou non une nombreuse progéniture, que les parents se souviennent toujours de ce précepte que j'ai placé à dessein sur la couverture de ce livre :

« La force d'une nation ne dépend pas du nombre, mais de la vigueur morale et physique de ses enfants. »

Vigor et virtus, non imbecilis moles.

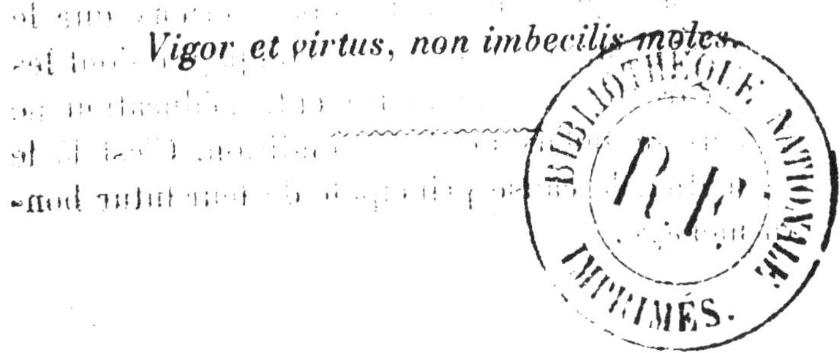
BIBLIOTHÈQUE NATIONALE R.F. IMPRIMÉS

TABLE DES MATIÈRES

Pages

DEUXIÈME PARTIE

TROISIÈME PARTIE

QUATRIÈME PARTIE

BIBLIOTHÈQUE NATIONALE IMPRIMÉS R.F.

www.ingramcontent.com/pod-product-compliance
Ingram Content Group UK Ltd.
Pitfield, Milton Keynes, MK11 3LW, UK
UKHW021058260726
13994UKWH00002B/564

9 782329 313955